AF586039

GUIDE

MÉDICAL ET PHARMACEUTIQUE.

Paris. — Imp. de Felix Malteste e. Cie.

GUIDE

MÉDICAL ET PHARMACEUTIQUE

PHARMACIES PORTATIVES

DE LA

MAISON DUBAIL

Fondée en 1709.

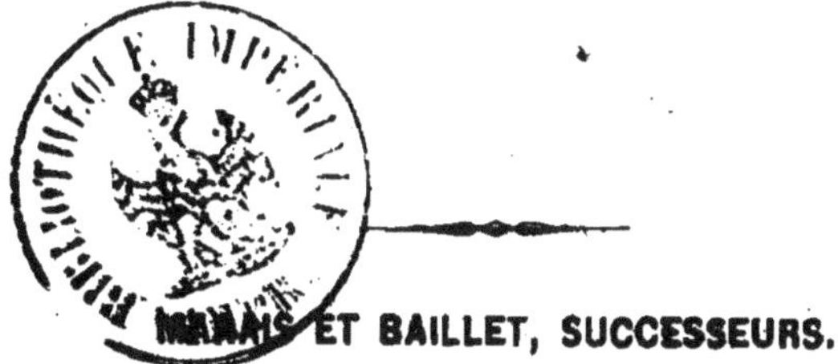

MARAIS ET BAILLET, SUCCESSEURS.

PARIS,

75, RUE SAINT-DENIS, 75.

Près de la rue de Rivoli.

1860.

AVERTISSEMENT.

Les PHARMACIES PORTATIVES semblent être aujourd'hui, au point de vue de la conservation de la santé, le *Vade-mecum* indispensable de toutes les personnes qui font des voyages de quelque durée, et des familles qui séjournent à la campagne ou qui vont passer une saison aux Eaux.

Dans ces diverses conditions, se munir d'une PHARMACIE PORTATIVE est donc une sage précaution à laquelle sont attachés deux avantages. Le premier, c'est de mettre sous la main du Médecin le médicament dont il est souvent utile de faire une application immédiate; le second, c'est de pouvoir donner les premiers soins en attendant l'arrivée de l'homme de l'art que l'on ne doit jamais hésiter à faire appeler, mais que des circonstances fortuites et assez fréquentes empêchent parfois de se rendre de suite auprès du malade.

Cette dernière éventualité amène naturellement une difficulté, c'est celle d'appliquer sûrement et utilement les remèdes dont on peut disposer. Bien que l'instruction supérieure soit très répandue, les connaissances médicales et pharmaceutiques, même les plus élémentaires, restent l'objet d'études spéciales; aussi bon nombre des personnes qui possèdent nos PHARMACIES PORTATIVES nous ont-elles demandé un exposé clair et concis des propriétés, de l'emploi et du dosage des médicaments les plus usités dans les cas d'indisposition ou d'accidents.

Notre tâche était toute tracée et facile, puisqu'il ne s'agissait ici que de coordonner purement et simplement les renseignements que nous sommes allés puiser et copier presque textuellement dans les auteurs les plus compétents en matière de médecine et de pharmacie.

Ce petit travail, auquel nous avons donné le nom de **Guide Médical et Pharmaceutique**, se divise en trois parties qui comprennent :

1° *Les propriétés, l'emploi et le dosage d'une soixantaine de médicaments les plus usités ;*

2° *Un Mémorial thérapeutique, ou liste par ordre alphabétique des diverses affections et des médicaments employés pour les combattre.*

3° *Sous le titre* RECETTES DIVERSES, *nous donnons plusieurs procédés et quelques conseils pratiques ayant trait à la confection de différents objets journellement employés dans la vie domestique.*

PRIX
DES
PHARMACIES PORTATIVES.

PHARMACIES DE POCHE.

Trois Modèles.

Modèle N° 1.......................... **15 fr.**
— N° 2.......................... **25**
— N° 3.......................... **35**

PHARMACIE DE VOYAGE.

Un Modèle.

Prix.......................... **45 fr.**

PHARMACIES DE CAMPAGNE.

Trois Modèles.

Modèle N° 1.......................... **125 fr.**
— N° 2.......................... **250**
— N° 3.......................... **450**

PHARMACIES PORTATIVES.

PHARMACIE DE POCHE.

(brevetée)

DU CHASSEUR ET DU VOYAGEUR.

Modèle N° 1.

MAISON DUBAIL,
75, Rue Saint-Denis.

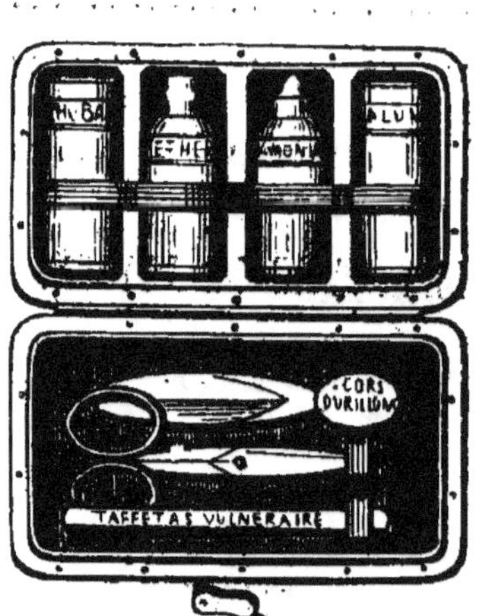

Prix : 15 Fr.

CONTIENT :

1 Paire de ciseaux.
1 Lancette.
Taffetas pour pansements.
— contre les cors.
Éther sulfurique.
Ammoniaque ou alcali.
Emétique.
Alun.
Un guide médical.

PHARMACIE DE POCHE.

(brevetée)

POUR VOYAGEURS.

Modèle N° 2.

MAISON DUBAIL,
75, Rue Saint-Denis.

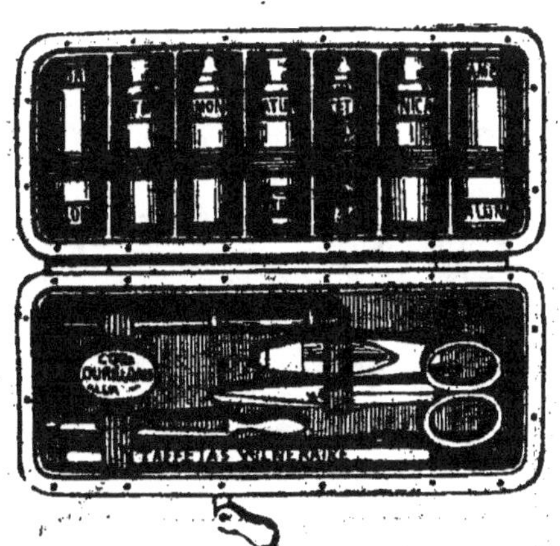

Prix : 25 Fr.

CONTIENT :

1 Paire de ciseaux.
1 Lancette.
1 Porte-caustique.
1 Pince à pansement.
Taffetas pour pansements.
— pour les cors.
Ammoniaque ou alcali volatil.
Ether sulfurique.
Alun.
Emétique.
Laudanum.
Acide acétique (vinaigre anglais).
Esprit de camphre.
Aloès.
Camphre.
Un guide médical.

PHARMACIE DE POCHE.

(brevetée)

POUR VOYAGEURS.

Modèle N° 3.

MAISON DUBAIL, 35, Rue Saint-Denis.

Prix : 35 Fr.

CONTIENT :

1 Paire de ciseaux.
1 Lancette.
1 Porte-caustique.
1 Pince à pansement.
Taffetas à pansements.
— pour les cors.
Un guide médical.
Pilules d'opium.
— de sulfate de quinine.
Pommade pour les lèvres.
Agaric ou amadou.

Éther sulfurique.
Alun.
Émétique.
Laudanum.
Acide acétique (vinaigre anglais).
Esprit de camphre.
Aloès.
Camphre.
Sel de Vichy.
Baume du commandeur.

PHARMACIE DE VOYAGE.

Ce modèle présente une solidité à l'épreuve de tout choc ; son poids est de 2 k. 500 environ ; son volume et sa forme sont tels qu'on peut, sans embarras, le mettre dans une malle.

Cette pharmacie est destinée à toutes les personnes dont le séjour aux Eaux est plus ou moins prolongé ; aux voyageurs qui font de lointaines excursions et aux officiers en campagne. Dans ce dernier cas, elle contient une trousse complète, linge, charpie, appareils pour pansements, et coûte alors 60 fr.

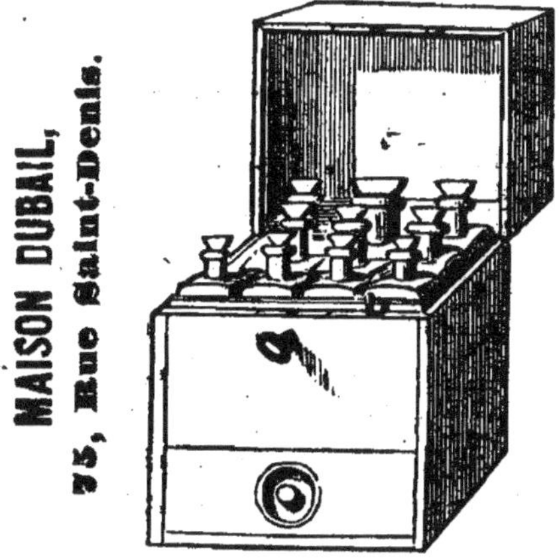

Prix : 45 Fr. (*Tilleul.*)
— **55** » (*Acajou.*)

CONTIENT :

1° Une vingtaine de médicaments nécessaires dans les indispositions les plus communes,

2° Un Guide médical et pharmaceutique pour doser et administrer ces médicaments. (Voir page 25.)

3° Un bistouri et un porte-caustique.

NOTA. La possession de cette petite pharmacie sera une grande sécurité pour toutes les familles, prises dans les conditions ordinaires de la vie ; on aura ainsi sous la main les premiers secours à porter aux enfants en cas d'indisposition pendant la nuit, ce qui permettra d'attendre avec plus de tranquillité l'arrivée du Médecin.

PHARMACIES DE CAMPAGNE.

Pour châteaux, maisons ayant un personnel nombreux et pour les grandes entreprises industrielles et agricoles éloignées de tout centre de population.

TROIS MODÈLES.

PRIX :

Modèle n° 1	**125 Fr.**
— n° 2	**250**
— n° 3	**450**

Chaque modèle est accompagné d'un Guide médical et pharmaceutique contenant une notice sur chacun des médicaments, et indiquant les doses auxquelles il faut les administrer et le cas dans lequel on peut les employer.

Ce Guide contient aussi d'une manière très étendue, les premiers secours à donner, en attendant le médecin, dans les cas d'empoisonnements, d'asphyxie et d'accidents de toute nature.

Ces documents sont tirés des meilleurs ouvrages de Médecine et de Pharmacie, tels que ceux de MM. Trousseau et Bouchardat, professeurs à l'École de Médecine de Paris.

PHARMACIE DE CAMPAGNE.

Modèle No 1. (*Acajou.*)

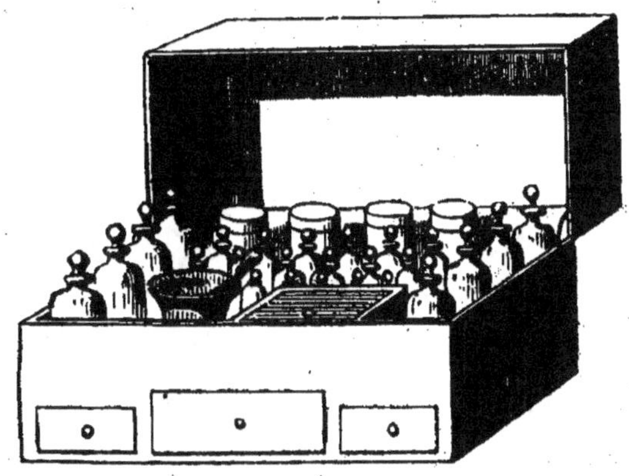

Prix : 125 Fr.

CONTIENT :

1° Une quarantaine de médicaments.
2° Une balance et les ustensiles pour les préparations.
3° Une trousse de chirurgie.
4° Appareils pour pansements.
5° Le Guide médical et pharmaceutique.

PHARMACIE DE CAMPAGNE.

Modèle N° 2. (*Acajou.*)

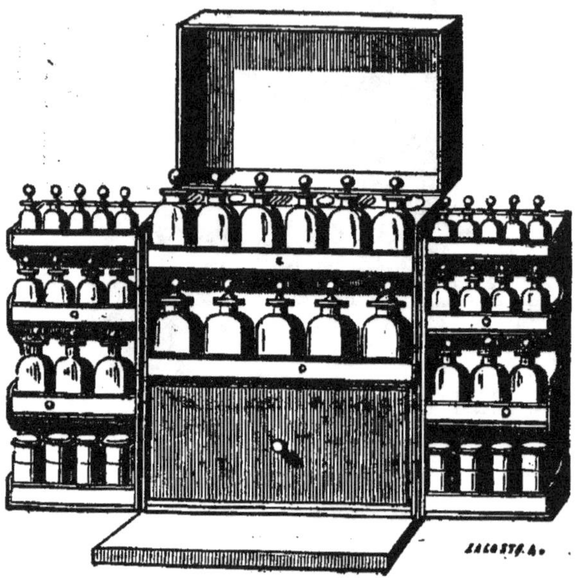

Prix : 250 Fr.

CONTIENT :

1° Une soixantaine de médicaments.
2° Une balance montée.
3° Les ustensiles nécessaires aux préparations.
4° Une trousse de chirurgie.
5° Appareils pour pansements.
6° Le Guide médical et pharmaceutique.

PHARMACIE DE CAMPAGNE.

Grand modèle N° 3. (*Acajou.*)

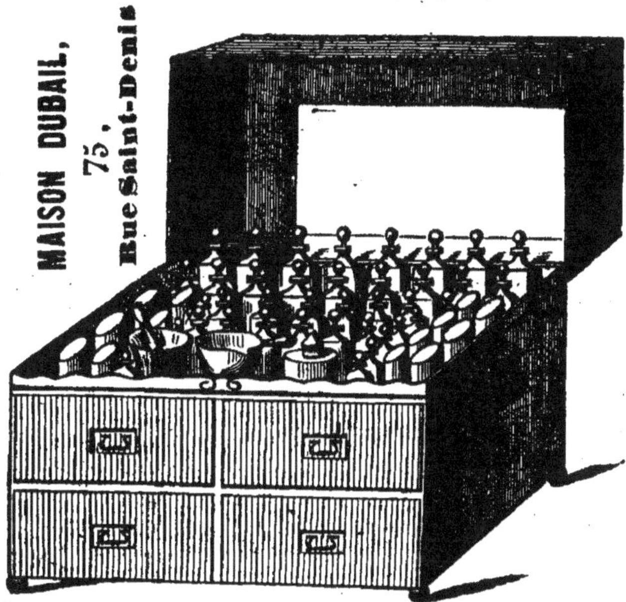

Prix : 450 Fr.

CETTE PHARMACIE CONTIENT :

1° Plus de cent médicaments tant simples que composés, dont la plus grande partie forme la base des préparations; tous s'y trouvent en assez grande quantité pour former un approvisionnement. La collection des produits chimiques est très complète.

2° Une balance montée.

3° Tous les ustensiles nécessaires à la confection des médicaments (lampe, réchaud, poêlon, mortier, capsules en porcelaine, entonnoirs, etc.).

4° Une trousse de chirurgie.

5° Appareils à pansements, à luxations.

6° Le Guide médical et pharmaceutique.

7° Un formulaire complet.

Cette pharmacie peut servir à l'usage d'un médecin.

LISTE
PAR ORDRE ALPHABÉTIQUE
DES MÉDICAMENTS
ET DES
USTENSILES DIVERS
QUI SE TROUVENT
DANS LA PHARMACIE DE CAMPAGNE, MODÈLE N° 2.

Acétate d'ammoniaque.
Alcool camphré.
Alun.
Amadou (Agaric).
Ammoniaque (Alcali).
Balances et Poids.
Baume du Commandeur.
— Nerval.
Bicarbonate de soude (Sel de Vichy).
Calomel à la vapeur.
Camphre.
Cérat.
Charpie.
Chlorure de fer liquide (Per).
Clysopompe.
Diascordium.
Eau de chaux.
— de laurier-cerise.
— de mélisse des Carmes.
— vulnéraire rouge.
Émétique.
Emplâtre de Canet.
— de ciguë.
— diachylon.
— divin.
— des quatre fondants.
— de Vigo.
Éther sulfurique rectifié.
Extrait de Saturne.
Fer réduit par l'hydrogène.
Feuilles d'oranger.
Fleurs de camomille.
— de mauves.
Fleurs de tilleul.
Glycérine.
Guide médical et pharmaceutique.
Huile de croton.
— de ricin.
Iodure de potassium.
Ipécacuanha pulv.
Laudanum de Sydenham.
Lycopode.
Magnésie calcinée.
Mortier en porcelaine et Pilon.
Nitrate de bismuth (Sous-).
Onguent de la mère.
— napolitain.
— vésicatoire anglais.
Peau blanche pour emplâtres.
Pilules des Barbades.
Pommade camphrée.
— épispastique.
Rhubarbe de Chine.
Scammonée d'Alep.
Sel de nitre.
Semen-contrà.
Sparadrap.
Spatule à grains.
Sulfate de magnésie.
— de quinine.
— de zinc.
Taffetas d'Angleterre.
Tannin.
Teinture d'arnica.
— de digitale.
Trousse de chirurgie.
Vinaigre anglais.

PROPRIÉTÉS DES MÉDICAMENTS

DONT LA LISTE PRÉCÈDE;

MANIÈRE DE LES EMPLOYER;

DOSES AUXQUELLES ON DOIT LES ADMINISTRER.

N. B. — Ces documents sont tirés des meilleurs ouvrages de Médecine et de Pharmacie, notamment du *Traité de Thérapeutique* de MM. les professeurs Trousseau et Pidoux, et du *Formulaire* de M. le professeur Bouchardat.

ACÉTATE D'AMMONIAQUE.
(*Stimulant sudorifique.*)
DOSE :
De une demi-cuillerée à café jusqu'à une cuillerée à bouche dans un verre d'eau sucrée.

Administré à l'intérieur il produit une excitation générale très rapide; la peau se couvre de sueur et la sécrétion des reins et des muqueuses devient plus abondante.

Utile pour combattre l'ivresse, les congestions au cerveau et les attaques d'appoplexie.

(BOUCHARDAT; *Formulaire*, p. 215.)

ALCOOL CAMPHRÉ.

Employé en compresses, en lotions et en frictions dans les contusions, les entorses et les douleurs rhumatismales. Il entre dans la composition de l'eau sédative. Quelques gouttes versées dans la main, prises avec la langue et avalées toutes les heures et même tous les quarts d'heure, constituent un des meilleurs moyens connus pour combattre les premiers symptômes du choléra.

(Achille HOFFMANN.)

ALUN.
(*Astringent.*)

Astringent des plus précieux et des plus employés; on s'en sert en lotions, en gargarismes et en injections.

Le meilleur gargarisme que l'on puisse employer dans les maux de gorge et contre ceux de la bouche, tels que aphthes, etc., est celui qui est fait avec une bonne pincée de roses de Provins en infusion dans la valeur d'un verre d'eau chaude; après une demi-heure, on passe sur un linge le liquide dans lequel on fait dissoudre une cuillerée à bouche de miel blanc et une cuillerée à café d'alun pulvérisé.

AMADOU.
(*Agaric de chêne.*)

Cet amadou n'est pas le même que celui des fumeurs, car il ne contient pas de salpêtre. Il est journellement employé pour arrêter le sang des piqûres de sangsues et les hémorrhagies légères.

AMMONIAQUE
ou
ALCALI VOLATIL.
Caustique à l'état de concentration, stimulant à l'état de dissolution dans l'eau.

Employé à 22°, tel qu'on le livre habituellement, l'ammoniaque est un caustique très énergique, utile surtout pour cautériser instantanément les piqûres d'insectes venimeux et les morsures de vipères ou de chiens enragés.

C'est un très puissant sudorifique à la dose de 15 à 24 gouttes dans une potion de 125 grammes; à prendre par cuillerées à bouche (*Morsures, piqûres.*)

Efficace à la même dose pour combattre les premiers symptômes de l'épilepsie avec prodrôme.

(Dr **DELANGLARD.**)

L'ammoniaque fait la base de l'eau sédative de Raspail, et est alors appliquée en compresses pour combattre les inflammations.

BAUME DU COMMANDEUR.
(*Astringent.*)

Remède très populaire, excellent pour panser les coupures et arrêter les hémorrhagies. On l'emploie pur pour guérir les crevasses; pour les coupures et les plaies à vif, on le verse dans neuf à dix fois son poids d'eau.

BAUME NERVAL.
(*Fortifiant, stimulant.*)

Employé en frictions sur la colonne vertébrale des jeunes enfants qui manquent de forces. On opère devant un feu doux en se servant de la main. Il est employé de la même manière sur les membres qui sont naturellement faibles ou qui le sont devenus à la suite de fractures.

Appliqué aux soins de la tête, ce médicament tonifie le cuir chevelu, et retarde la chute des cheveux.

BICARBONATE DE SOUDE
OU
SEL DE VICHY.
Digestif, diurétique.

Le bi-carbonate de soude porte aussi le nom de sel de Vichy, parce qu'il fait la base des eaux et des pastilles de ce nom. Il est facilement absorbé pendant la digestion et il traverse l'appareil urinaire dans toute son étendue ; aussi est-il em-

DOSE :

Se prend en boisson aux repas ; une forte cuillerée à café que l'on fait dissoudre à froid dans un litre d'eau aussi pure que possible.

ployé journellement dans les affections de la vessie.

Les calculs urinaires étant le plus souvent formés d'acide urique, l'emploi du bi-carbonate de soude en dissolution dans l'eau que l'on boit aux repas, est le plus sûr moyen de les dissoudre et de s'en débarrasser. Les personnes affectées de cette maladie devront manger peu de viande et boire peu de vin pur, afin de diminuer les éléments qui concourent à la formation de l'acide urique. On devra boire la plus grande quantité d'eau possible ; car il faut qu'on le sache bien : *les grands buveurs d'eau n'ont jamais de calculs urinaires.* (Bouchardat, formulaire, p. 282).

CALOMEL A LA VAPEUR.

Vermifuge, purgatif.

Comme vermifuge, 0,05 centigrammes divisés en 2 paquets ; un matin et soir, et continuer 4 ou 5 jours de suite.

Comme purgatif, 0,60 centigrammes en une seule fois.

(TROUSSEAU, *Thérap. et Matière médic.*)

Médicament sûr ; il est d'un emploi facile chez les enfants, à cause de l'avantage qu'il possède de n'avoir ni odeur ni saveur. Quand on l'administre comme vermifuge, on le donne par doses fractionnées, et l'on continue son action pendant trois ou quatre jours de suite.

CAMPHRE.

(*Antispasmodique.*)

DOSE à l'intérieur :

Depuis la grosseur d'un haricot jusqu'à celle d'une noisette, dans les 24 heures.

(*Tr. Th.*, t. 2, p. 253.)

Le camphre pris à l'intérieur d'une manière inconsidérée et en trop grande quantité, peut occasionner de graves accidents. A la dose de 8 à 12 grammes, il empoisonnerait.

Pris par quantités convenables, ce médicament a rendu de tout temps les plus grands services à la médecine. Il est recommandé pour combattre les insomnies ; on le vante dans les névralgies ; il calme les spasmes de la vessie et les douleurs des voies urinaires.

Dans les rhumes de cerveau on obtient du calme en prenant quelques prises de camphre en poudre dont il ne faut pas abuser, sans quoi il surviendrait des étourdissements graves.

On l'emploie à l'extérieur sous différentes formes : alcool et eau-de-vie, pommade, etc., etc. ; il sert alors à combattre les douleurs rhumatismales, la goutte, les névralgies. C'est le remède par excellence des affections nerveuses.

CÉRAT.

Employé exclusivement pour le pansement des plaies et des ulcères. Il devient calmant lorsqu'on y ajoute quelques gouttes de laudanum, et siccatif par l'addition de 4 grammes d'extrait de saturne pour 30 grammes de cérat.

CHLORURE DE FER LIQUIDE A 36°.

(*Puissant astringent.*)

DOSE :

Contre les crachements de sang, de 5 à 10 gouttes dans un verre d'eau sucrée, que l'on prend par gorgées d'heure en heure.

C'est un médicament fort actif, qui arrête les hémorrhagies d'une manière prompte et sûre, mais qui ne doit être employé qu'avec prudence et autant que possible sur l'ordonnance d'un Médecin.

Pour arrêter le sang d'une plaie il faut faire des lotions et appliquer des compresses, avec une solution ainsi composée :

Eau, quantité égale à un verre environ.

Perchlorure de fer, de 5 *à* 10 *grammes, suivant la gravité du cas.*

Pour les injections, on se servira d'un liquide ainsi composé :

Eau, 1 *litre.*

Perchlorure de fer, 10 *ou* 15 *grammes, suivant qu'on voudra obtenir une action plus ou moins prononcée* (B. F., *p.* 336).

DIASCORDIUM.

(*Astringent et calmant.*)

DOSE :

De 1 à 4 grammes dans la première cuillerée de potage au dîner.

Cet électuaire est doucement astringent et calmant ; on s'en sert pour arrêter les diarrhées résultant d'inflammations chroniques. On l'associe au sous-nitrate de bismuth quand il y a ramollissement des muqueuses.

EAU DE CHAUX.

Sert à préparer un des meilleurs remèdes contre les brûlures.

L'eau de chaux sert à préparer le liniment oléocalcaire, remède des plus efficaces contre les brûlures du second et du troisième degré.

Aussitôt, ou le plus tôt possible après l'accident, on met dans une bouteille de moyenne contenance quatre cuillerées à bouche d'eau de chaux et une cuillerée d'huile d'olives; on agite pendant une ou deux minutes et l'on recouvre les surfaces brûlées avec la partie épaisse du mélange; on étend sur le tout une couche épaisse de coton cardé (ouate). Des compresses ou des tours de bande complètent le pansement.

On peut laisser cet appareil plusieurs

jours sans y toucher, car la suppuration est facilitée et absorbée par la couche épaisse de ouate.

Ce moyen appliqué rapidement et avec intelligence, fait cesser immédiatement les douleurs les plus cuisantes.

EAU DE LAURIER-CERISE

(*Calmant.*)

DOSE :

De une cuillerée à café à une cuillerée à bouche dans un verre d'eau sucrée, suivant l'âge.

Employée contre les toux nerveuses ou spasmodiques.

EAU DE MÉLISSE DES CARMES.

Une cuillerée à café dans un verre d'eau sucrée, comme stimulant, digestif. On l'emploie pure en frictions comme excitant de la peau dans les rhumatismes.

EAU VULNÉRAIRE ROUGE.

(*Eau d'Arquebusade.*)

Une ou deux cuillerées à café dans un verre d'eau sucrée, dans le cas de chute ou de commotion violente. Pure ou étendue de son volume d'eau, elle est employée en compresses comme résolutive dans les cas de contusions ou de coupures.

ÉMÉTIQUE.

DOSE :

De 5 centigrammes à 10 centigrammes dans un verre d'eau tiède, à prendre par tiers tous les quarts d'heure.

C'est le vomitif le plus sûr, le plus commode et le plus employé ; cependant on ne doit recourir à son usage qu'avec prudence, car administré mal à propos et chez certains individus il peut déterminer des accidents graves.

Pour faire vomir, on met à dissoudre 5 ou 10 centigrammes d'émétique dans un verre d'eau tiède, et on le donne par tiers tous les quarts d'heure; on fait boire beaucoup d'eau tiède pour faciliter l'action. Si après le premier ou le second tiers les vomissements étaient assez abondants, on n'administrerait pas les derniers (B. F., p. 206).

EMPLATRE de CANET

(*Astringent résolutif.*)

S'emploie dans le traitement des plaies et des ulcères. Les panaris, les brûlures de date ancienne et mal soignées, se trouvent bien de son application.

EMPLATRES DE CIGUË.	Employé comme fondant contre les tumeurs dures qui présentent un caractère cancéreux, et pour résoudre les engorgements du sein.
DIACHYLON.	Résolutif, dessiccatif, agglutinatif.
DIVIN.	Employé contre les cors; on en met une couche mince sur une peau de gant que l'on applique sur le cor. On renouvelle ce petit appareil tous les huit jours, ayant soin chaque fois d'enlever la partie supérieure du cor ramolli.
DES 4 FONDANTS.	Excellent fondant qui réunit les propriétés des emplâtres de ciguë, diachylon, de savon et de vigo.
DE VIGO.	Résolutif fondant, qu'on applique en couche mince sur une peau blanche très souple dont on recouvre pour les faire disparaître les glandes engorgées, les tumeurs, les orchites, les bubons. Pour obtenir tout l'effet qu'on attend d'un emplâtre fondant, il faut le laisser pendant quatre, six, huit jours et même plus longtemps si le malade a la patience de le supporter.

ETHER SULFURIQUE

(*Antinerveux.*)

de 5 à 6 gouttes sur un morceau de sucre que l'on humecte ensuite avec un peu d'eau de fleur d'oranger.

L'éther est un corps très inflammable, même à distance.

La flamme d'une bougie approchée de trop près peut causer un accident.

On doit donc agir avec la plus grande prudence.

On fait respirer l'éther dans la syncope; on l'applique en compresses sur les tempes dans la migraine, les névralgies et les congestions au cerveau.

Cinq ou six gouttes versées sur un morceau de sucre que l'on humecte ensuite d'eau de fleur d'oranger, calme instantanément les spasmes, les mouvements convulsifs, les étouffements, le hoquet, les convulsions.

Versé lentement et goutte à goutte sur une brûlure du premier degré, quand l'épiderme n'est pas enlevé, il fait cesser les douleurs comme par enchantement. S'il est appliqué quelques minutes après la brûlure, il empêche l'ampoule qui se formerait inévitablement.

L'éther a été vanté dans ces derniers temps, par tous les journaux, contre la surdité. Sans admettre qu'il soit un spécifique contre cette affection, on peut dire qu'il produira de bons effets dans les cas où la surdité sera due à une paralysie du nerf acoustique, ou à l'obstruction totale ou partielle du conduit auditif par suite de la concrétion du cérumen ou sécrétion particulière des oreilles.

On verse tous les jours, matin et soir, 4 ou 5 gouttes d'éther dans l'oreille, dont on ferme l'orifice avec un peu de coton.

On continue ce traitement pendant 15 jours au moins.

EXTRAIT DE SATURNE.

(*Siccatif lorsqu'il est étendu d'eau; irritant à l'état de concentration.*)

L'extrait de saturne est la base de l'eau blanche qui se prépare avec 30 grammes extr. versé dans un litre d'eau. L'eau blanche est employée à l'extérieur en compresses contre les excoriations, les brûlures, les contusions, les entorses.

FER réduit par l'hydrogène.

(*Tonique.*)

De 10 à 20 centigrammes au commencement du déjeuner et du dîner.

Le fer peut être considéré comme le spécifique de la chlorose (affaiblissement du sang). Parmi les nombreuses préparations ferrugineuses proposées, le fer réduit par l'hydrogène paraît être la meilleure. En son absence, il faudrait employer, ou la limaille de fer porphyrisée, ou le sous-carbonate de fer.

L'usage assez prolongé du fer produit souvent la constipation, dans ce cas on l'associe de temps en temps au double de son poids de rhubarbe.

On doit toujours prendre les préparations de fer au commencement des repas; par ce moyen, on évite les tiraillements d'estomac et l'assimilation se fait mieux à la faveur de la digestion. (Tr. Th., p. 25).

FEUILLES D'ORANGER.

2 ou 3 feuilles par tasse.

S'emploient en infusion; mêlées au tilleul, c'est un bon antispasmodique.

FLEURS DE CAMOMILLE

5 ou 6 têtes par tasse.

En infusion comme sudorifique et stimulant des voies digestives.

FLEURS DE MAUVES.
Une pincée par tasse.

En infusion comme mucilagineuses béchiques dans les divers cas de toux.

FLEURS DE TILLEUL
Une pincée par tasse.

On emploie très souvent les fleurs mêlées aux bractées (folioles) ; les fleurs seules sont plus efficaces. En infusion et mêlées à quelques feuilles d'oranger, elles constituent un excellent antinerveux.

GLYCÉRINE.
(*Principe adoucissant des corps gras*).

La glycérine en raison même de sa nature éminemment adoucissante, est employée dans toutes les affections de la peau, telles que démangaisons, rougeurs, gerçures, etc., etc.

La glycérine peut remplacer le cérat dans le pansement des plaies.

La parfumerie tire le plus grand parti de la glycérine qu'elle fait entrer dans presque tous ses cosmétiques.

HUILE DE CROTON.
(*Rubéfiant.*)

Irritant très énergique dont l'emploi demande à être fait avec prudence.

Dans les cas d'enrouements persistants et d'extinction de voix, on verse sur la partie antérieure de la poitrine, à la base du cou, trois ou quatre gouttes d'huile et l'on frictionne pendant une ou deux minutes avec le doigt qui est lavé de suite et avec soin à l'eau de savon. On recouvre la partie affectée d'une feuille de papier brouillard, afin de la préserver du frottement des vêtements. Au bout de douze heures on lève l'appareil, l'on perce les boutons dont la quantité est en rapport direct de l'inflammation intérieure. Les pansements se font matin et soir avec une feuille de papier brouillard enduite de cérat ou de glycérine.

Lorsque l'éruption produite par la première friction est calmée et la plaie séchée, on peut recommencer une seconde et même une troisième opération si besoin est.

L'huile de croton peut remplir le même but que les emplâtres de poix de Bourgogne. Quand il s'agit de toux rebelles, on emploie dix, douze et même quinze gouttes d'huile de croton en frictions entre les deux épaules ; ou mieux, on étend l'huile sur un morceau de sparadrap de la grandeur voulue, et on l'applique à la manière des emplâtres.

HUILE DE RICIN.
ou
Huile de castor,
Huile de Palma-Christi.
(*Purgatif doux.*)
DOSE :
De 30 à 45 et 60 grammes.

Purgatif souvent employé chez les enfants et les femmes, lorsque l'on craint de déterminer des symptômes d'inflammation. Lorsque cette huile est préparée à froid et qu'on la mêle à une tasse de bouillon chaud, elle se prend sans répugnance; car elle est alors privée d'odeur et de saveur désagréables.

IODURE DE POTASSIUM.
(*Fondant et dépuratif au plus haut degré.*)
DOSE :
De 0,50 centigrammes à 1 et 2 grammes par jour dans de l'eau.

L'iode, ses préparations et parmi celles-ci l'iodure de potassium, doivent être considérés comme les remèdes les plus héroïques pour résoudre, faire fondre les tumeurs et les engorgements divers. L'iodure de potassium exerce une action spéciale sur les glandes, aussi l'emploie-t-on utilement dans le traitement des goîtres et des affections scrofuleuses. Un des plus grands services qu'il rende en médecine, c'est de pouvoir être employé de la manière la plus fructueuse contre les rhumatismes chroniques et les douleurs en général dont il prévient le retour, quand on a le soin d'en faire usage de temps en temps. Dans ce cas on le prend à la dose de 25 à 50 centigrammes par jour, dans une tasse de tisane de feuilles de frêne. (*On doit faire sa provision de feuilles de frêne en mai ou juin*).

On suspendrait momentanément l'emploi de l'iodure de potassium s'il se manifestait quelques symptômes d'irritation gastro-intestinale, ou un amaigrissement trop rapide. (Tr. Th., p. 244).

IPÉCACUANHA.
(*Vomitif des enfants.*)
DOSE :
Comme expectorant, 25 centigrammes délayés dans un peu d'eau tiède sucrée.
Comme vomitif, de 50 centigrammes à 1 gramme.
(Ces doses sont destinées à des enfants de 3 à 4 ans et de bonne constitution.)

Médicament des plus précieux dans la médecine des enfants; remède héroïque que les jeunes mères devraient toujours avoir sous la main; car, grâce à son aide, on peut lutter avec avantage contre l'apparition du croup et des angines couenneuses, en attendant l'arrivée du Médecin.

Pour des enfants de trois ans et au-dessous, on emploie 0,50 *centigrammes de poudre que l'on divise en trois doses et que l'on fait prendre dans de l'eau tiède à un quart d'heure d'intervalle. Pour les enfants au-dessus de trois ans et forts, on emploie* 1 *gramme de poudre d'ipécacuanha divisée et administrée comme il vient d'être dit. Ces doses sont vomitives et leur effet doit toujours être facilité par des boissons d'eau tiède.*

En cas de rhume ordinaire ou de coqueluche, lorsqu'on veut obtenir un effet expectorant seulement, on délaye 0,25 centigrammes de poudre d'ipécacuanha dans deux cuillerées d'eau sucrée et l'on donne par cuillerée à café toutes les heures dans le courant de la journée. (Tr. Th., p. 668).

LAUDANUM DE SYDENHAM.

(*Calmant.*)

DOSE :

Ne doit pas s'employer chez les jeunes enfants au-dessous de cinq ans.

Pour les adultes et pour les grandes personnes, en lavement, de 6 à 10 gouttes ; sur un cataplasme, de 10 à 15 gouttes.

Médicament très actif dont il faut surveiller l'emploi avec le plus grand soin. (*Le laudanum ne doit jamais être administré aux jeunes enfants sans l'avis d'un Médecin. Si l'on a absolument besoin d'un calmant, on doit prendre un quart de tête d'un pavot de grosseur moyenne, et en faire une infusion qui sera administrée dans les vingt-quatre heures.*

L'usage du laudanum est tellement fréquent et si répandu, qu'il serait presque inutile d'en préciser l'emploi si l'on n'avait pour but de signaler le danger qu'une imprudence entrainerait.

LYCOPODE.

(*Poudre pour les enfants.*)

Cette poudre est formée par la réunion en quantité innombrable des sporules ou semences très tenues d'une sorte de mousse rampante qui croît en grande quantité en Allemagne.

Le lycopode est employé pour empêcher les enfants de se couper, et comme dessiccatif chez les personnes chargées de trop d'embonpoint.

MAGNÉSIE calcinée.

Cette substance agit comme absorbant des acides qui se développent fréquemment en trop grande abondance dans les voies digestives. Elle purge légèrement; cette action doucement laxative est d'un grand secours dans le traitement de certaines gastralgies. La magnésie calcinée se prend le matin à jeun; une cuillerée à café délayée dans un verre d'eau sucrée et aromatisée à l'eau de fleur d'oranger. On peut encore la prendre immédiatement après les repas, si la digestion est troublée par des aigreurs.

Comme purgatif léger, on l'emploie par cuillerées à bouche. C'est un des meilleurs moyens et des plus doux pour combattre la constipation.

NITRATE DE BISMUTH (Sous-)

(*Fortifiant de l'estomac et des voies digestives.*)

DOSE :

De 50 centigrammes à 1, et même 4 grammes dans un jour.

Ce produit modifie heureusement plusieurs maladies de l'estomac ; il convient aux personnes dont les digestions sont laborieuses. Ce médicament jouit d'une grande efficacité dans la curation des diarrhées, des cholérines, des flux bilieux, muqueux et dysentériques. C'est aussi à peu près le seul remède que l'on puisse employer avec succès contre les ulcérations chroniques du gros intestin et ces dévoiements graves accompagnés de marasme. (Tr. Th., p. 159).

ONGUENT DE LA MÈRE.

(*Suppuratif.*)

Employé comme maturatif et suppuratif contre les clous, les maux d'aventure. On l'étend en couche mince sur un linge que l'on applique sur la partie enflammée et que l'on reconvre de petits cataplasmes plusieurs fois par jour. Tous les matins on renouvelle l'onguent. Lorsque le foyer de l'inflammation présente un aspect blanchâtre à la partie supérieure, on doit sans plus différer faire une ouverture aussi large que possible avec un bistouri. On presse doucement et en tous sens pour faciliter la sortie des matières sanguinolentes. On fait suppurer avec les moyens employés au début ; quand il n'y a plus d'inflammation, on panse avec le cérat ou la glycérine additionnée de quelques gouttes d'extrait de saturne.

Les bains locaux avec les feuilles de mauve ou la racine de guimauve ne doivent pas être négligés.

ONGUENT NAPOLITAIN.

Résolutif et excellent fondant, employé en frictions sur les glandes engorgées.

Mêlé avec deux fois son poids de graisse, il détruit vite et sûrement la vermine.

ONGUENT-VÉSICATOIRE anglais.

(*Destiné à faire les vésicatoires.*)

Cette préparation est fort active. Pour faire un vésicatoire, on étend l'emplâtre en couche mince sur du sparadrap auquel on donne la forme et la grandeur qu'on désire. Pour fixer le vésicatoire, on laisse dépasser le sparadrap sur toute la circonférence de deux centimètres environ.

Au bout de douze heures le vésicatoire est fait.

PILULES D'ALOÈS DES BARBADES.

(*Toni-purgatif.*)

DOSE :

De 2 à 4 au commencement du repas du matin. Jamais à jeun. En prendre tous les trois ou quatre mois, plusieurs jours de suite.

C'est le purgatif le plus commode dont on puisse se servir, car il n'entrave en aucune façon les occupations journalières. Pour se mettre dans d'excellentes conditions de bonne santé, et pour éviter une foule de petites indispositions connues sous le nom de malaises, il suffit de prendre tous les trois ou quatre mois, plusieurs jours de suite, deux ou trois pilules des Barbades, suivant la force et le tempérament des personnes.

Ces pilules doivent se prendre au commencement du repas du matin; jamais à jeun. Il ne faut rien changer à sa manière de vivre.

Le manque d'appétit, la constipation, les bourdonnements d'oreilles, les étourdissements, les migraines, les congestions au cerveau, les douleurs rhumatismales, les démangeaisons à la peau, cèdent assez souvent à ce moyen répété à époques plus ou moins rapprochées, suivant la ténacité de l'affection à combattre. (*B. F.*, p. 181.)

POMMADE CAMPHRÉE.

Calme les démangeaisons; s'emploie dans toutes les affections de la peau qui demandent une action sédative. Très utile dans les affections hémorrhoïdales; dans les maladies des voies urinaires, et dans le soin à donner aux plaies variqueuses.

Comme antiputride dans le pansement des ulcères.

POMMADE ÉPISPASTIQUE

Destinée au pansement des vésicatoires. Pour les jeunes enfants on doit diminuer sa force en la mêlant avec un peu de beurre frais.

On peut s'en servir pour exciter la suppuration des cautères.

RHUBARBE de CHINE

Excellent toni-purgatif qui ne cause pas de coliques et ne fatigue jamais l'estomac ni les intestins; il relève l'appétit et stimule toute l'économie.

DOSE :

Tonique, de 20 à 30 centigrammes

Purgative, de 50 centigrammes à 1 gramme.

Les personnes qui éprouvent de la constipation par suite du régime du fer et du quinquina, doivent en faire usage.

A faible dose elle agit comme tonique et stomachique; à dose plus élevée elle devient un doux purgatif.

SCAMMONÉE D'ALEP.

(*Purgatif.*)

DOSE :

Pour les enfants, de trois à cinq ans, 0,50 centigrammes;

Pour les adultes, 0,75 centigrammes.

Pour les grandes personnes, de 1 gramme à 1 gramme 50. (*B. F.*, p. 217.)

L'absence de goût de la scammonée la rend précieuse dans la médecine des enfants. Malheureusement on en rencontre beaucoup de qualité inférieure; mais quand elle est de premier choix, c'est un excellent purgatif drastique et hydragogue, d'un emploi aussi sûr que commode, toutes les fois que l'on veut faire évacuer une grande quantité de sérosité. On la prend dans des pruneaux ou dans du miel. (B. F., p. 217).

SEL DE NITRE.

(*Diurétique.*)

DOSE :

De 0,50 centigrammes à 2 grammes dans un litre d'eau ou de tisane de pariétaire, de chiendent.

Administré à faible dose, le sel de nitre est absorbé par l'appareil des reins et est ensuite éliminé par les urines; d'où il résulte que la quantité de cette sécrétion est le plus souvent augmentée.

En doublant la dose du sel de nitre et la portant à 4 et même à 8 grammes dans un litre de tisane de feuilles de frêne ou de reine des prés, on obtient d'excellents résultats dans le rhumatisme articulaire et dans l'hydropisie.

SEMEN-CONTRA.

(*Vermifuge.*)

DOSE :

De 1 à 2 grammes par jour.

Le semen-*contrà* tient le premier rang parmi les médicaments employés contre les vers intestinaux. Réduit en poudre il s'administre dans des pruneaux ou dans des confitures. Il faut continuer son action pendant cinq ou six jours de suite.

SPARADRAP.

Tissu chargé d'une matière emplastique, adhésive et siccative. On s'en sert pour rapprocher les bords des plaies dans le pansement des coupures, des déchirures. On le coupe par petites bandelettes, de manière à laisser un libre écoulement à la suppuration.

C'est sur sa surface que l'on étend l'emplâtre pour faire les vésicatoires.

Il peut remplacer les emplâtres de poix de Bourgogne si on le recouvre de quelques gouttes d'huile de croton.

SPATULE A GRAINS.

Ainsi dénommée, parce que outre son emploi spécial dans les manipulations pharmaceutiques, on se sert de son extrémité hémisphérique concave pour mesurer un grain (5 centigrammes) d'émétique et de toutes les substances d'une pesanteur spécifique analogue.

SULFATE DE MAGNÉSIE.

(*Purgatif.*)

DOSE :

de 30 à 45 et 60 grammes.

Purgatif très doux qui fait la base de l'eau de sedlitz. Comme tous les purgatifs salins, il doit être préféré et employé par les personnes affectées d'une grande irritabilité d'intestins ; car il ne produit jamais d'inflammation gastro-intestinale comme le font quelquefois les drastiques.

Les purgatifs salins sont surtout administrés dans la fièvre typhoïde, les diarrhées bilieuses et les dyssenteries épidémiques.

SULFATE DE QUININE.

(Tonique.)

(*Spécifique des fièvres.*)

de 10 à 15 et 20 centigr. chaque fois, et immédiatement avant l'accès.

On peut aller jusqu'à 1 et 2 grammes dans les vingt-quatre heures.

Le sulfate de quinine peut être regardé comme le remède le plus certain, et en quelque sorte comme le spécifique de la fièvre intermittente simple ; car, lui seul jouit de la manière la plus évidente de la propriété de diminuer le volume de la rate qui est ordinairement si considérable dans les fièvres intermittentes rebelles.

Le sulfate de quinine réussit souvent à calmer les douleurs produites par le rhumatisme articulaire aigu.

Dans ce cas, on ajoute à chaque 5 centigrammes (1 grain) de sulfate de quinine, une goutte de laudanum, deux au plus.

On l'emploie aussi avec avantage, et de la même manière, contre les névralgies de la face.

Enfin, on peut dire d'une manière générale, que le sulfate de quinine est le remède souverain de toute affection nerveuse périodique. (B. F., p. 317).

SULFATE DE ZINC.

(*Astringent. Employé seulement à l'extérieur.*)

C'est la base de presque toutes les eaux pour les yeux et c'est en effet un des meilleurs moyens que l'on puisse employer contre les ophthalmies rebelles.

En collyre : 20 à 30 *centigrammes*

que l'on fait dissoudre dans 30 grammes d'eau de roses, ou à defaut, de l'eau bien pure, puis on ajoute 6 à 8 gouttes de laudanum.

En injection : de 2 à 4 et même quelquefois 8 grammes dans 250 grammes d'eau bien pure.

TAFFETAS D'ANGLETERRE.

Sert au pansement des coupures et des écorchures de peu de gravité.

Pour l'appliquer de manière à ce qu'il tienne longtemps, il faut mettre le morceau coupé dans la bouche et le retourner avec la langue jusqu'à ce qu'il ait acquis la souplesse d'une étoffe ordinaire ; alors seulement on le fixe sur la blessure.

TANNIN.
(*Astringent végétal.*)

Le tannin est le type des astringents végétaux ; c'est à sa présence que l'écorce de chêne, les feuilles de noyer et toutes les plantes astringentes doivent leur propriété. Par son action très puissante il resserre soudain les fibres qui, par cette modification, acquièrent des mouvements plus forts, plus énergiques.

A la dose de 2 et 4 grammes dans 250 grammes d'eau, on l'emploie en injections.

Le tannin arrête la chute des cheveux et empêche la formation des pellicules qui apparaissent toujours comme signe précurseur de la calvitie.

En conséquence, la meilleure pommade pour les soins de tête sera celle qui étant faite avec de la moelle de bœuf et de l'huile d'amandes douces, contiendra par once 0,10 centigrammes de tannin dissous préalablement dans une demi-cuillerée à bouche de vieux rhum ou de bonne eau-de-vie. (B. F., p. 443.)

TEINTURE D'ARNICA
(Vulnéraire.)
(*Excitant résolutif.*)
DOSE.
15 à 20 gouttes dans un verre d'eau sucrée.

Beaucoup plus active que l'eau vulnéraire, elle se prend dans le même cas ; seulement pour l'intérieur on ne l'emploie que par quinze et vingt gouttes et pour l'extérieur on la mêle toujours à son volume d'eau.

TEINTURE DE DIGITALE.

(*Calmant, contre les palpitations du cœur.*)

DOSE :

A l'intérieur de 8 à 15 gouttes dans un peu d'eau sucrée.

Cette préparation, comme la digitale elle-même, jouit de la propriété très marquée de ralentir la circulation du sang; aussi l'emploie-t-on pour calmer les battements du cœur. Les personnes sujettes aux suffocations et accessibles aux émotions trop vives se trouvent bien de son usage.

On la prend à la dose de huit à quinze gouttes à l'intérieur.

On l'emploie aussi en frictions sur la région du cœur ; dans ce cas, la dose à l'extérieur est de vingt-cinq à quarante gouttes.

Contre l'hydropisie on l'emploie aussi en frictions sur les parties enflées, à la dose de soixante-quinze à cent gouttes. (Tr. Th., p. 727, t. II).

VINAIGRE ANGLAIS.

Son usage contre les syncopes, les migraines et comme antispasmodique est trop connu, pour qu'il soit nécessaire d'en parler. Seulement il est bon de signaler son action caustique contre laquelle il faut se garantir et que l'on peut utiliser pour cautériser de suite les piqûres d'insectes venimeux.

LISTE

PAR ORDRE ALPHABÉTIQUE

DES DIVERSES AFFECTIONS

QUE L'ON PEUT ÊTRE APPELÉ A SOIGNER

Soit en l'absence du médecin, soit en attendant son arrivée.

N. B. — Ces documents sont tirés des meilleurs ouvrages de médecine et de pharmacie, notamment du *Traité de Thérapeutique* de MM. les professeurs Trousseau et Pidoux, et du *Formulaire* de M. le professeur Bouchardat.

Abcès.

Cataplasmes de farine de lin.
Bains de pieds à la moutarde.
Purgatifs.
Onguent de la Mère pour faire aboutir.
Incision.
Compression.
Lotions à l'eau de guimauve et de pavot.
Onguent de la Mère pour faire suppurer.
Lotions à l'eau blanche.
Pour régime boissons rafraichissantes.

(BOUCHARDAT, *Form.* p. 498)

Age critique.

Régime doux.
Bains tièdes.
Purgatifs légers.
Antispasmodiques.
Exercice.

(BOUCHARDAT, *F.* p. 498.)

Aigreurs de l'estomac.

(*Glaires.*)

Magnésie calcinée.
Eau de Vichy aux repas.
Pastilles de Vichy.
* Pilules des Barbades.

Aphonie.

(*Extinction de voix.*)

Gargarismes astringents.
Pilules des Barbades.
Sudorifiques.
Sirop d'érysimum.
Pastilles de scillitine.

Ampoules.

Percer l'ampoule en plusieurs endroits ; faire sortir l'eau et laisser la peau.

Aphthes.

Boissons mucilagineuses.

* *Sous ce nom que nous emploierons fréquemment, nous désignons les pilules préparées avec l'espèce d'aloès dite des* Barbades.

Gargarisme avec alun.
Purgatifs légers.

Apoplexie.

(*Coup de sang.*)

Position verticale du tronc.
Emissions sanguines.
Glace sur la tête.
Compresses froides, vinaigrées.
Ether versé goutte à goutte sur la tête.
Lavements purgatifs.
Purger avec le sulfate de magnésie.
Boissons rafraîchissantes. (B. F., p. 501).

Attaques de nerfs.

Faire respirer librement.
Ether à respirer; quelques gouttes sur du sucre.
Tisane de tilleul et de feuilles d'oranger.

Asphyxie par submersion.

(*Noyés.*)

On débarrasse rapidement le noyé de ses vêtements, que l'on coupe en cas d'obstacles. On le couche sur le dos, un peu tourné sur le côté droit; on débarrasse la bouche du mucus qui l'obstrue; on le penche légèrement pour faire écouler les liquides.

On réchauffe le plus promptement possible le noyé, en promenant sur toutes les parties de son corps des briques et des fers à repasser convenablement chauffés; on l'enveloppe ensuite d'une ou deux couvertures de laine bien chaudes. On place sous le nez du vinaigre anglais ou de l'ammoniaque très étendue d'eau. On exerce de légères pressions sur la poitrine et sur le ventre, pour ramener la respiration si elle paraissait difficile ou suspendue. Au besoin, si elle était suspendue, on insufflerait de l'air dans les poumons, opération que l'on pratique de bouche à bouche et graduellement. Lavement avec une forte pincée de sel dissous dans l'eau.

Il ne faut pas se lasser trop tôt d'administrer des soins à un noyé, car quelques-uns n'ont donné signe de vie qu'après plusieurs heures d'insensibilité.

Il ne faut pas non plus désespérer de sauver un noyé, parce qu'il sera resté longtemps dans l'eau; beaucoup de personnes ont été ramenées à la vie après un quart d'heure, une demi-heure et même quelques heures de submersion.

Asphyxie par le charbon.

On commence par soustraire le malade aux causes de l'asphyxie; on le place sur un lit, dans une chambre bien aérée, la tête et la poitrine découvertes et un peu élevées. On asperge le visage d'eau froide vinaigrée et l'on fait sur tout le corps des frictions, soit sèches, soit avec de l'eau-de-vie. On chatouille les narines avec les barbes d'une plume. On approche du nez avec précaution, du vinaigre anglais ou de l'ammoniaque très étendue d'eau.

Asphyxie par strangulation.

On coupe le nœud; on pratique une saignée à la jugulaire, ou l'on applique des sangsues derrière les oreilles. On cherche à ramener la respiration par tous les moyens que nous venons d'indiquer.

Asphyxie par le froid.

On déshabille l'asphyxié; on le plonge dans l'eau froide dont on élève graduellement la température par de l'eau moins froide, puis dégourdie et enfin tiède.

Pour ramener la respiration, on emploie tous les moyens qui viennent d'être cités.

Asphyxie des nouveau-nés.

On place le nouveau-né sur le côté, la tête un peu élevée, la face découverte et les autres parties du corps dans un lange de laine tiède; on s'assure de la liberté de la bouche et des narines; on insuffle ensuite de l'air dans les poumons; mais dans ce cas les plus grandes précautions sont nécessaires.

On pratique sur toute la colonne vertébrale et sur tout le corps des frictions, soit sèches, soit avec un linge de flanelle imbibé de vin. Enfin on exerce de légères pressions sur le cordon ombilical.

Lavement avec quelques grains de sel dissous dans l'eau. (*B. F.*, p. 492).

Atonie.

(*Débilité.*)

Alimentation réparatrice.
Lavements à la gélatine et au bouillon.
Vin de quinquina.
Fer associé à un peu de rhubarbe.
Pilules des Barbades.
Exercice modéré. (*B. F.*, p. 501).

Asthme.

(*Névrose de l'appareil respiratoire.*)

Cigarettes narcotiques.
Eau de laurier-cerise.
Cigarettes de camphre.
Pastilles d'ipécacuanha.
— de kermès.
Sirop calmant. (*Trousseau; Thérap.*, p. 846).

Bourdonnements d'oreilles.

Pilules des Barbades.
Eau de mélisse.
Teinture d'arnica.
Huile camphrée et laudanisée.

Bronchite, Rhume, Catarrhe.

(*Inflammation des membranes muqueuses.*)

Sirop calmant.
Tisane de fleurs pectorales.
— de lichen et de pavot.
Pâtes adoucissantes.
Looch blanc ou diacodé.
Pastilles d'ipécacuanha.
— de kermès.
Sirop de Tolu.
Frictions ou emplâtres avec huile de croton. (*Tr. Th.*, p. 847)

Brûlures.

Premier degré.

Compresses d'eau froide souvent renouvelées.
Ether versé goutte à goutte.
Eau blanche.
Liniment oléo-calcaire.

Deuxième degré.

Affusions d'eau froide.
Application immédiate du liniment oléo-calcaire.

Troisième degré.

Affusions d'eau froide.
Liniment oléo-calcaire.
Pansement avec cérat chloruré. (*B. F.*, p. 503.

Calculs de la vessie.

Faire constater la nature du calcul.
Régime végétal si le calcul est de l'acide urique.
Régime animal si le calcul est de l'acide oxalique.
Boire de l'eau de très bonne qualité et en grande quantité.
Eau de Vichy aux repas.
Pastilles de Vichy.
Bains alcalins. (*B. F.*, p. 604).

Calvitie.

(*Chute des cheveux.*)

Contre la calvitie proprement dite, tous les moyens sont illusoires ; mais on peut retarder ou prévenir la chute des cheveux en combattant les affections du derme chevelu.

Soins à donner à la tête.

Faire usage de la pommade contre la chute des cheveux (*voyez* Tannin).
Humecter les cheveux et la tête avec un peu d'eau tous les matins.
Une fois par semaine au moins frictions avec de l'eau de Cologne, à l'aide d'une brosse.
Si malgré tous ces soins les pellicules continuent à se former, et qu'il y ait des démangeaisons : Lotions : avec eau, 1 litre ; sous-carbonate de soude, 30 grammes.
Lotions avec une eau légèrement sulfureuse.

Cancers.

Cataplasmes de ciguë fraîche, broyée.
Lotions avec eau de pavot.
Emplâtre des quatre fondants.
Cérat ou glycérine chlorurée.
Lotions avec eau phagédénique. (*Tr. Th.*, p. 847.)

Carie des dents.

Essence de girofle.
Grumeaux de camphre.
Créosote.
Alun calciné mis en pâte avec un peu de gomme.
Grains d'extrait d'opium à introduire dans la cavité de la dent.

Catarrhe à la vessie.

Eau de goudron.
Tisane de bourgeons de sapin du Nord.
Sirop de baume de Tolu.
Manger quelques grumeaux de camphre.
Frictions avec la pommade camphrée et laudanisée.
Boissons nitrées. (*B. F.*, p. 505.)

Chlorose.

(*Appauvrissement du sang.*)

Préparations de fer.
Eau de goudron.
Tisanes amères.
Vin de quinquina.
Vin de Bordeaux.
Viandes noires grillées.
Exercice. (*B. F.*, p. 506.)

Choléra, cholérine.

Arrêter dès le début la diarrhée avec :

Eau distillée de menthe, 125 *grammes.*

Sirop d'écorces d'oranges am. ou sirop de coings, 30 *grammes.*

Laudanum de Sydenham, douze gouttes.

Quelques gouttes d'alcool camphré que l'on verse dans la main pour prendre avec la langue.

Boisson d'eau de riz.

Lavements avec une cuillerée d'amidon cuit.

Boissons chaudes et alcooliques.

Infusion de thé.

— d'ayapana.

Frictions avec alcool camphré.

Sinapismes. (*B. F.*, p. 506).

Coliques des enfants.

Sirop de chicorée et huile d'amandes douces.

Lavements émollients et laxatifs.

Colique de plomb ou des peintres.

Cataplasmes.

Boissons émollientes.

Limonade avec :

Eau, 1 *litre.*

Sucre, 50 *grammes.*

Acide sulfurique, 30 *gouttes.*

Purgatif avec sulfate de magnésie.

Huile de ricin.

Pilules des Barbades.

Lavements purgatifs.

Cataplasmes.

Bains sulfureux. (*B. F.*, p. 507.)

Constipation.

Rhubarbe.

Magnésie calcinée.

Pilules des Barbades.

Boissons rafraichissantes.

Lavements mucilagineux.

Régime doux.

Exercice, promenades et occupations manuelles. (*B. F.*, p. 508).

Contusions.

Eau vulnéraire.

Tisane d'arnica.

Frictions.

Sangsues.

Onguent canet, s'il y a plaie.

Convulsions des enfants

Rhubarbe.

Lavements tièdes mucilagineux.

Eau de suie.

Frictions avec pommade camphrée.

Sirop d'éther. (*Tr. Th.*, p. 277).

Coqueluche.

Tisane de coquelicot.

Sirop de Desessarts.

Ipécacuanha.

Sirop calmant. (*Tr. Th.*, p. 671).

Cors aux pieds.

Emplâtre des quatre fondants.

Emplâtre divin.

Cautérisations légères avec la pierre infernale; il faut les faire avec prudence.

Couperose, acné facial.

(*Boutons, rougeurs à la figure*).

Pilules des Barbades.

Boissons rafraichissantes.

Régime doux.

Bains tièdes.

Cold cream.
Cataplasmes de fécule.
Crème de riz.
Lotions avec :
Eau, 1 litre; sous-carbonate de soude, 30 grammes.

Coupures et blessures sans contusion.

Laver la plaie et s'assurer qu'il n'y reste aucun corps étranger, surtout si elle a été faite avec du verre ou tout autre corps dur friable ; rapprocher le plus exactement possible les bords de la plaie et les fixer au moyen de bandelettes de sparadrap, entre lesquelles on doit laisser un petit espace afin de ne jamais gêner la suppuration qui survient dans la généralité des cas. On recouvre d'un linge. Deux jours après, au plus tôt, on lève l'appareil afin de nettoyer la plaie, qui ensuite est pansée comme ci-dessus.

On emploie l'onguent Canet si l'on a affaire à une surface dénudée.

Croup, Angine couenneuse.

Formation de mucosités ou fausses membranes qui obstruent les voies de la respiration.

(*Epidémique.*)

Atteint surtout les enfants de sept à huit ans.

Appeler le Médecin aux moindres symptômes alarmants. En attendant, administrer l'ipécacuanha et faire boire de l'eau tiède pour faciliter les vomissements afin de débarrasser les voies de la respiration ; titiller la luette au besoin.

TRAITEMENT

ou mesures à prendre pour s'opposer à l'invasion du croup en cas de coqueluche.

Tisane de coquelicot.
Purgations à la rhubarbe.
Ipécacuanha, jusqu'à dose vomitive. (*B. F.*, p. 509.)

Dartres, Eczema.

(*Excoriations de la peau.*)

Pilules des Barbades.
Tisane rafraîchissante, avec patience, bardane, chicorée.
Régime doux.
Lotions sulfureuses.
Frictions avec la pommade camphrée.
Onguent citrin.
(*B. F.*, p. 510.)

Démangeaisons.

Lotions avec : eau 1 litre, sous-carbonate de soude 30 gr.
Pommade camphrée laudanisée.
Pommade avec *extrait de belladone.*
Compresses d'eau froide.
Régime doux.
Pilules des Barbades.

Diabète sucré.

(*Glucosurie.*)

Supprimer les boissons et les aliments sucrés. Supprimer ou diminuer la quantité de pain ou de féculents, suivant la nature des urines qui devront être journellement essayées.

Préparez un lait de chaux que vous mettrez dans un poêlon de terre avec son volume d'urine à essayer; faites bouillir le mélange cinq minutes seulement. Le tout prend une couleur caramel d'autant plus foncée que l'urine contient plus de sucre.

Si les urines sont dans leur état normal, le mélange, après ébullition, ne doit avoir qu'une teinte jaunâtre.

Faire usage d'œufs, de poisson et de légumes non féculents.
Cacao broyé sans sucre.
Exercice énergique au grand air.
Eau de Vichy aux repas.
Aliments gras variés.
Vin généreux.
Café, thé, sans sucre.
Bains alcalins. (*B. F.*, p. 510.)

Diarrhée simple.

Potion avec :
Eau distillée de menthe, 125 *grammes*.
Sirop d'écorces d'oranges ou sirop de coings, 30 *grammes*.
Laudanum de Sydenham, 12 *gouttes*.
Eau de riz.
Décoction blanche.
Lavement avec amidon cuit.
Panades pour nourriture.

Diarrhée aiguë.

Repos absolu.
Diète.
Eau de riz.
Diascordium.
Lavements avec amidon cuit et quelques gouttes de laudanum.
Cataplasmes laudanisés.

Diarrhée chronique.

Sous-nitrate de bismuth.
Rhubarbe.
Vin de quinquina.
Fortifiants.
Lavements au blanc d'œuf.
(*B. F.*, p. 511.)

Douleurs.

Frictions avec huile camphrée, dans laquelle on met quelques gouttes d'ammoniaque et de laudanum.
Alcool camphré.
Pommade camphrée.
Baume opodeldoch.
Transpiration.
Bains de vapeur.
Pilules des Barbades.
Tisane de feuilles de frêne.
Iodure de potassium.
Régime doux.
Vêtements de flanelle chauds.
(*Tr. Th.*, p. 850.)

Digestions difficiles,

PARESSE D'ESTOMAC.

(*Dyspepsie.*)

Graine de moutarde blanche.
Eau de mélisse des Carmes.
Rhubarbe.
Sous-nitrate de bismuth.
Vin généreux.
Eau de Vichy (*voyez* bi-carbonate de soude).
Eau de seltz.
Exercice.
Aliments fortement épicés.
Vin de quinquina.
(*Tr. Th.*, p. 850.)

Embarras gastrique.

Vomitifs.
Pilules des Barbades.
Diète.
Sous-nitrate de bismuth.
Magnésie calcinée.
(*B. F.*, p. 485.)

Empoisonnements.

(*B. F.*, p. 485.)

Malgré tous les efforts et toutes les recherches qui ont tendu vers ce but, l'on n'a pas encore trouvé de contre-poison *universel*.

Cependant, parmi les substances que l'on a sous la main, on peut dire d'une manière générale que la magnésie, le charbon ordinaire finement broyé et le lait, sont les trois antidotes qui sont destinés à rendre le plus de services.

Mis en présence d'un cas d'empoisonnement, il faut d'abord se renseigner sur la cause qui a porduit l'accident et chercher à connaître l'ennemi que l'on a à combattre, afin d'agir avec plus de certitude et de rapidité.

La première indication à remplir est celle-ci : *évacuer le poison*. Cette mesure est indispensable si l'accident a eu lieu depuis peu d'instants ; elle est encore utile même après quelques heures.

A cet effet, on dissout dans un verre d'eau tiède 10 centigrammes (2 grains) d'émétique, et l'on fait boire par tiers.

Si les vomissements tardent à paraître, il faut titiller la luette.

Si au contraire les évacuations ont été abondantes, on ne donne pas le reste du vomitif.

On doit avoir recours aux lavements fortement purgatifs.

On administre ensuite le *contre-poison*, qui doit être approprié à la nature de la substance ingérée. Il faut l'employer à fortes doses et le délayer dans une assez grande quantité d'eau.

TABLEAU

DES DIVERS CAS D'EMPOISONNEMENTS

QUI PEUVENT SE PRÉSENTER.

Liste par ordre alphabétique des substances dont on a le plus souvent à combattre l'action toxique.

POISONS.	CONTRE-POISONS.
ACIDES de toute nature. ACIDE de sucre. — sulfurique (*vitriol*). — nitrique (*eau forte*). — tartrique.	*Magnésie.* *Craie ou blanc de Meudon.* *Pierre à bâtir, broyée.* *Émétique.*
ALLUMETTES CHIMIQUES. PHOSPHORE.	*Gorger le patient de panade ou de substance enveloppante, dans laquelle on pourra délayer une cuillerée à bouche de fleur de soufre.* *Vomitifs.* *Purgatifs.* *Lavements camphrés.* *Compresses d'alcool camphré.*

POISONS.	CONTRE-POISONS.
AMMONIAQUE ou **ALCALI.** **POTASSE.** **SEL DE SOUDE.** **LESSIVE.**	*Eau vinaigrée en grande quantité.* *Émétique.* *Huile d'olives.* *Lavements purgatifs.*
ARSENIC (*Arsenic blanc*). **CUIVRE.** (*Vert de gris.*) **MERCURE.** (*Sublimé corrosif*). **PLOMB.** (*Extrait de saturne*). **ZINC.** (*Couperose blanche*).	*Emétique.* *Magnésie, charbon et lait.* *Craie, charbon et lait.* *Blanc d'œuf battu dans l'eau.* *Purgatifs.* *Lavements purgatifs.*
ÉMÉTIQUE. (*Antimoine et ses sels.*	*Décoction de quinquina.* — *d'écorces de chêne.* — *de noix de galles.*
CANTHARIDES et leurs préparations.	*Gorger le malade de panade ou d'un corps enveloppant.* *Emétique.* *Faire manger un ou deux grammes de camphre.* *Compresses d'alcool camphré.* *Purgatifs.* *Lavements purgatifs camphrés.*
CHAMPIGNONS. **MOULES.**	*Emétique.* *Purgatifs.* *Lavements purgatifs.* *Frictions avec de l'eau-de-vie dans laquelle on mettra une petite quantité d'ammoniaque.* *Lait pour boisson.*
CYANURE DE POTASSIUM. **BARÈGES LIQUIDE** pour bains.	*Emétique.* *Magnésie et charbon délayés dans du lait.* *Sels de fer, citrate, tartrate.* *Fer réduit ou limaille.* *Purgatifs.* *Lavements purgatifs.* *Faire respirer de l'eau avec un peu d'ammoniaque.* *Lait pour boisson.*

POISONS.	CONTRE-POISONS.
LAUDANUM. (*Opium*). BELLADONE. CIGUE. STRAMONIUM TABAC. CAMPHRE et tous les narcotiques.	*Emétique.* Boissons avec : *Eau, 1 litre.* *Tannin, 4 grammes; à défaut, une décoction d'écorce de chêne.* *Café noir à haute dose.* *Purgatifs.* *Lavements purgatifs.*
NITRATE D'ARGENT. (*Pierre infernale*).	*Eau salée fortement avec le sel de cuisine.* *Emétique.* *Purgatifs.*
VERRE PILÉ. CORPS ACÉRÉS. { Epingles. Aiguilles.	*On gorge le malade de panade ou d'autres aliments enveloppants.* *Emétique.* *Purgatifs.* *Lavements purgatifs.* *Boissons avec quelques gouttes d'éther.* (*B. F.*, p. 385).

Engelures non ulcérées

Teinture de benjoin.
Baume du Commandeur.
Eau sédative.
Solution concentrée d'iodure de potassium.
Frictions avec la teinture de piment enragé.

Engelures ulcérées.

Eau blanche.
Cérat saturné.
Glycérine additionnée de quelques gouttes de baume du Commandeur.

Entorses.

(*Foulures.*)

Immersion immédiate du membre dans l'eau froide.
Eau blanche.
Eau vulnéraire.
Eau-de-vie camphrée.
Sangsues au besoin.
Elévation du membre malade.
Repos. (*B. F.*, p. 514.)

Ephélides.

(*Taches de lait.*)

Pilules des Barbades.
Tisane de chicorée sauvage.
Lotions avec eau, 1 litre; sous-carbonate de soude, 30 gr.

Erysipèle.

(*Inflammation superficielle de la peau, accompagnée de rougeur, de pustules, de douleur et de fièvre.*)

Cette affection gagne de proche en proche, et laisse la peau sèche et couverte d'écailles.

Diète.
Vomitifs.

Pilules des Barbades.
Tisane rafraîchissante.
Cataplasmes de fécule.
Lotions avec eau de sureau.
Pommade camphrée.

(*B. F.*, p. 515.)

Fièvres intermittentes.

Sulfate de quinine.
Vin de quinine.
Vomitif.
Tisane de petite centaurée.

Fièvre typhoïde.

(*Gonflement et ulcération de la membrane muqueuse vers la partie de l'intestin grêle appelée* Iléon.)

Prévenir son Médecin.
En attendant :
Ipécacuanha.
Sulfate de magnésie.
Huile de ricin.
Sirop de cerises étendu d'eau.
Lavements émollients.

(*B. F.*, p. .)

Fissures à l'anus.

Suppositoires de beurre de cacao.
Pommade camphrée.
— d'extrait de belladone.
Lotions et lavements avec une décoction de racine de ratanhia.
Pilules des Barbades.

(*B. F.*, p. 517.)

Flatuosités.

(*Coliques venteuses, borborygmes.*)

Boisson avec camomille.
Boissons avec menthe poivrée.
Eau de mélisse des Carmes.
Magnésie.
Semences d'anis.
Rhubarbe.
Pilules des Barbades.

Fractures.

Irrigations d'eau froide en attendant le Médecin.

Gale.

Guérison en 24 heures.

Traitement de l'hôpital St.-Louis.

La gale n'est pas une maladie du sang, comme on l'a cru pendant longtemps. Cette affection est le résultat du séjour sous la peau d'un insecte microscopique auquel on a donné le nom de *Acare de la gale.*

La gale n'est contagieuse qu'entre animaux de même espèce; ainsi l'homme ne peut être atteint par celle des divers animaux qui l'entourent, et réciproquement.

La gale de l'homme se reconnaît à un plus ou moins grand nombre de pustules qui se trouvent le plus souvent entre les doigts des mains, aux pieds, aux jarrets, aux aisselles et à diverses autres parties du corps, et qui causent des démangeaisons insupportables.

On peut guérir la gale en 24 heures.

Le patient est placé dans une baignoire ou un baquet rempli d'eau chaude, et au moyen d'une brosse on le passe au savon noir pendant une demi-heure. Après le bain, on fait une friction générale pendant 20 minutes à une demi-heure devant un bon feu, avec la moitié de la pommade suivante :

S.-carbonate de potasse	20 *gr.*
Fleur de soufre	40
Graisse.	200

Cette première opération ne suffit pas. Au bout de douze heures on recommence la même friction, et l'on termine par le bain au savon noir.

Si le traitement a été bien fait, la gale est radicalement guérie.

Tous les vêtements doivent être passés à la lessive.

(*Nysten*, p. 611.)

Gangrène.

Topiques émollients.
Poudre de quinquina.
— de charbon.
— de camphre.
Chlorure de chaux liquide.

(*Tr. Th.*, p. 854.)

Gastralgie.

(*Crampes d'estomac.*)

Antinerveux.
Ether.
Camphre.
Emplâtre de Thériaque.
Charbon de bois blanc pulvér.
Sous-nitrate de bismuth.
Eau de laurier-cerise.
Eau de mélisse spiritueuse.
Bains.

Gastrite aiguë.

(*Inflammation de la muqueuse de l'estomac.*)

Diète.
Boissons tempérantes.
Cataplasmes émollients.
Eau gommée.

Gastrite chronique.

Eau de Vichy artificielle (*voyez* bi-carbonate de soude.)
Pastilles de Vichy.
Limonade de crème de tartre.

(*B. F.*, p. 518.)

Gerçures.

(*Crevasses.*)

Baume du Commandeur pur.
Glycérine avec tannin.
Taffetas d'Angleterre rose.

Gerçures au sein.

Pommade pour les lèvres.
Beurre de cacao.
Huile d'œufs.

Glaires (*Voy.* Aigreurs).

Goîtres.

(*Engorgement des glandes.*)

Iodure de potassium.
Pommade avec :

Iodure de potassium . . .	4 *gr.*
Graisse	30

Frictions avec onguent napolitain.

Goutte.

(*Ankylose. Gonflement des articulations.*)

S'abstenir de boissons alcooliques et de corps gras en excès.
Exercice le plus actif possible.
Eau de Vichy artificielle.
Iodure de potassium.
Bains alcalins.
Acétate d'ammoniaque.
Frictions avec :

Huile d'olives	125 *gr.*
Laudanum	4
Ammoniaque	8

Mêlez.
Pilules de colchique et de coloquintes.
Vin de colchique.

(*B. F.*, p. 510.)

Gravelle. (*Voy.* **Calculs de la vessie.**

Haleine fétide.

Charbon végétal pulvérisé.
Poudre dentifrice au charbon et au quinquina.
Poudre dentifrice chlorurée.
Cachou de Bologne.

Hémorrhagies.

Eau gommeuse.
Tisane de racine de consoude.
Tannin.
Alun.
Baume du Commandeur.
Perchlorure de fer.
(*Tr. Th.*, p. 856.)

Hémorrhoïdes.

Lotions avec l'eau de guimauve.
Onguent populeum laudanisé.
Pommade camphrée.
Suppositoires de beurre de cacao.
Pilules des Barbades.
(*B. F.*, p. 520.)

Hernies.

Garder le repos.
Compression à l'aide d'un bandage.
Pilules des Barbades.
(*B. F.*, p. 520.)

Hoquet.

Ether, quelques gouttes sur un morceau de sucre arrosé d'eau de fleur d'oranger.

Hydropisie.

Tisane de reine des prés.
Boissons nitrées.
Pilules des Barbades.
Vinaigre scillitique.
Frictions avec teinture de digitale.
(*B. F.*, p. 521.)

Incontinence d'urine.

Manger du camphre.
Frictions avec pommade camphrée.
Poudre de racine de belladone.
Tisane de bourgeons de sapin.
Injections avec eau de goudron.
Sirop de baume de tolu.
Sirop de goudron.
Boire de l'eau de goudron.
(*B. F.*, p. 523.)

Indigestions.

Diète et thé léger.
Ether.
Emétique.
Elixir de longue vie.

Insomnies.

Exercice au grand air.
Eau de laurier-cerise.
Ether.
Infusion de tilleul et de feuilles d'oranger.
5 ou 6 gouttes de laudanum dans un verre d'eau.
Sirop de morphine, une cuillerée à café.
Sirop calmant.

Ivresse.

Une cuillerée à café d'acétate d'ammoniaque dans un verre d'eau.

Jaunisse.

(*Ictère.*)

Pilules des Barbades.
Tisane amère.
Eau de Vichy artificielle.
Bains alcalins.

Kystes.

(*Tumeurs, loupes*).

Iodure de potassium.
Frictions avec la pommade :

Iodure de potassium. . 4 *gr.*
Graisse.......... 30

Emplâtre de ciguë.
Cataplasmes de ciguë fraiche.
Emplâtre de Vigo.
Onguent napolitain.

Lumbago.

(*Douleurs dans la région des lombes et des reins.*)

Ceinture de flanelle.
Transpiration.
Liniment avec :

Huile d'olives camphrée. 125 *gr.*
Essence de térébenthine. 30
Ammoniaque 20

Maladies de poitrine.

(*Voy.* **Phthisie pulmonaire.**)

Maux de dents.

(*Voy.* **Carie des dents.**)

Maux d'yeux.

(*Voy.* **Ophthalmies.**)

Miasmes.

(*Air vicié.*)

Etablir des courants d'air.
Arroser avec du chlorure de chaux liquide.
Brûler des clous fumants.

Migraines.

On les prévient en faisant usage des pilules des Barbades.
Compresses d'eau froide.
Bains de pieds à la moutarde.
Ether en compresses.
Priser du camphre.
Sulfate de quinine à la dose de 10 et 20 centigr.
Paullinia de 0,50 centigr. à 1 gramme.
Vomitifs. (*B. F.*, p. 526.)

Morsures
par les animaux enragés.

Si la plaie est récente, on la lave avec de l'eau salée; on la presse dans tous les sens pour la faire saigner, et l'on cautérise fortement avec un fer rouge ou avec de l'ammoniaque, ou encore avec la pierre infernale.

Sept à huit heures après la cautérisation, on applique sur la plaie un large vésicatoire qu'on fait suppurer.

Si la morsure est ancienne, on ouvre la cicatrice et on la fait suppurer par les moyens connus.

Pour boisson, tous les jours, pendant quelque temps, une tasse de tisane de camomille, de bourrache ou de sureau, dans laquelle on mettra une demi-cuillerée à café d'acétate d'ammoniaque.

Morsures
des vipères et des serpents venimeux.

Faites saigner la plaie, comprimez-la; pratiquez sans délai une ligature quelques centimètres plus haut; cautérisez fortement avec le fer rouge ou l'ammoniaque, ou encore avec la pierre infernale.

Si malgré ce premier traitement l'infiltration de la peau survient et s'étend, il faut entretenir chez le malade une transpiration énergique par les moyens les plus rapides et les plus efficaces, bains chauds, cataplasmes, couvertures de laine, boisson abondante d'infusion de bourrache sucrée, et additionnée de 2 cuillerées à café d'acétate d'ammoniaque par litre.

Dans tous les cas, faites prendre d'heure en heure, et par cuillerées à café, la potion suivante :

Infusion de camomille sucrée . . . . 125 *gr.*
Teinture d'arnica. . . . 16
Acét. d'am. une cuillerée à café.
(*B. F.*, p. 526).

Névralgies.

(*Douleurs vives intermittentes qui suivent le trajet d'une branche nerveuse sans rougeur ni chaleur.*

Elles envahissent surtout la région frontale, sous-orbitaire et maxillaire).

Compresses sur le point douloureux avec un linge imbibé d'un peu de laudanum.

Compresses d'éther.

Respirer de l'éther jusqu'à ce qu'on se sente un peu étourdi.

Compresses d'alcool camphré.

Manger quelques grains de camphre.

Mouches d'opium.

Pilules de Méglin.

Camphre en lavement.

Pilules de sulfate de quinine.

Paullinia à la dose de 0,50 centigr. à 1 gr. par jour.

Pilules des Barbades.

(*Tr. Th.*, p. 861.)

Obésité.

Stimulants.

Exercice.

Astringents.

Abstinence de corps gras.

Eau de Vichy artificielle (*voy.* Bi-carbonate).

Iodure de potassium, 0,50 centigr. par jour en dissolution dans l'eau.

Ongle incarné.

Comprimer le bourrelet douloureux de manière à dégager l'ongle, que l'on maintient en cet état au moyen d'une bandelette de sparadrap.

Couper l'ongle progressivement.

Bains de pieds fréquents, avec addition d'un peu d'alun.

Ophthalmies.

(*Maladies des yeux.*)

Sangsues derrière les oreilles.

Vésicatoires derrière les oreilles.

Collyre avec :

Eau. . . . . 30 *gr.*
Sulfate de zinc. . . . . 0,25 *c.*
Laudanum . . . . *dix gouttes.*

En instiller quelques gouttes dans les yeux et l'employer en compresses.

Pilules des Barbades.

Pommade de Lyon à la base des cils.

Lotions et compresses à l'eau blanche.

Palpitations.

(*Battements de cœur.*)

Frictions avec alcool camphré.

Teinture de digitale, 8 à 10 gouttes dans un verre d'eau.

20 à 30 gouttes teinture de digitale en frictions sur la région du cœur.

Panaris, maux d'aventure, tourniole.

Cataplasmes émollients souvent renouvelés.

Onguent de la Mère.

Incision.

Lotions avec eau de guimauve.
Onguent Canet pour pansements.
Pommade camphrée.
(*B. F.*, p. 529.)

Paralysie.

Purgatifs souvent répétés.
Huile de ricin.
Pilules des Barbades.
Teinture d'arnica à l'intérieur.
— — en frictions.
Acétate d'ammoniaque.
Liniment avec :

Huile camphrée	125	*gr.*
Essence de térébenthine.	30	
Ammoniaque	20	

Frictions sèches.
Lavements avec une forte pincée de sel.
Bains sédatifs de Raspail.
Frictions avec l'alcool camphré.
Exercice violent au grand air.
(*B. F.*, p. 529.)

Petite vérole. (*Voy.* Variole.

Phthisie pulmonaire.

(*Maladies de poitrine.*)

Huile de foie de morue.
Eau sulfureuse de Bonnes.
Eau de goudron.
Sirop de baume de Tolu.
Tisane de lichen.
Eau de laurier-cerise.
Exercice au grand air.
Bonne nourriture.
Emplâtre d'huile de croton entre les deux épaules.
Vésicatoires au-dessous des clavicules.
Frictions faites alternativement au-dessous des clavicules avec l'huile de croton.
(*B. F.*, p. 531.)

Piqûres d'abeilles, guêpes, cousins, bourdons.

Cautériser avec l'ammoniaque.
Compresses avec alcool camphré.
Boire un peu d'eau de mélisse.

Plaies indolentes; de mauvaise nature; ulcères.

Lotions avec eau chlorurée.
Onguent de la Mère.
Onguent brun du *Codex*.
Onguent Canet.
Cérat ou pommade camphrée.
Pilules des Barbades.

Poireaux, verrues.

Cautériser avec l'ammoniaque.
— le vinaigre anglais.
— la pierre infernale.
— l'eau-forte.

Ces diverses opérations doivent être faites tous les jours et avec prudence, de manière à ne pas amener d'inflammation.

Si la cautérisation de la veille a laissé de la douleur, il faut attendre au lendemain pour en faire une nouvelle.

Chaque fois que l'on cautérise, on ouvre la surface de la verrue avec la pointe d'une épingle.

Pour les poireaux spécialement, il est bon de gratter chaque jour la surface cautérisée la veille, sans faire saigner; puis de toucher cette surface avec une allumette effilée, imprégnée du caustique. Si ce caustique est l'acide nitrique anhydre, le succès est infaillible, mais l'opération demande une main habile et exercée.

Poux, vermine.

Camphre en poudre.
Pommade camphrée.
Alcool camphré.
Onguent napolitain mêlé à de la graisse.
Ablutions fréquentes.
Grande propreté.

Rachitisme.

(*Ramollissement des os.*)

Huile de foie de morue.
Exercice au grand air.
Nourriture substantielle.
Iodure de potassium.
Préparations ferrugineuses.
Bains de mer ou bains salés.
Frictions avec le baume Nerval.
(*B. F.*, p. 533.)

Rétention d'urine.

Tisane de pariétaire.
Boissons nitrées.
Tisane de bourgeons de sapin.
Eau de Vichy artificielle.
Frictions avec pommade camphrée sur la région de la vessie.
Camphre pris à l'intérieur.
Sondes. (*B. F.*, p. 533.)

Rhumatisme articulaire aigu.

Sangsues.
Boissons rafraichissantes et nitrées.
Tisane de feuilles de frêne.
Iodure de potassium.
Eau de Vichy (*voyez* Bi-carbonate.
Liniment avec -

Huile camphrée.	125	*gr.*
Laudanum.	2	
Ammoniaque	8	

Baume Opodeldoch.

Bains alcalins.
Pilules des Barbades.
(*B. F.*, p. 533.

Rhumes.

(*Voy.* **Bronchite.**)

Rhume de cerveau.

(*Enchifrènement, fétidité des fosses nasales.*)

Flanelle.
Sudorifiques.
Priser du camphre.
Tisane de salsepareille.
Iodure de potassium.
Bains de vapeur.
Pilules des Barbades.
Bains de pieds à la moutarde.
Fumigations de genièvre.
(*B. F.*, p. 534.)

Rougeole.

(*Contagieuse.*)

Diète sévère.
Eviter les refroidissements.
Tisane de bourrache.
Sudorifiques.
Boissons tièdes miellées.
Sirop de chicorée.
— d'Ipécacuanha.
(Nysten, p. 1232.)

Scorbut.

Nourriture végétale.
Salades de cresson, cochléaria.
Mâcher du raifort, des radis.
Fruits acides, citrons.
Esprit de cochléaria.
Vin de quinquina.
Poudre dentifrice au charbon et au quinquina.
Gargarismes de roses et d'alun (*voyez* Alun).
(*Tr. Th.*, p. 867.)

Scrofules.

(*Humeurs froides.*)

Huile de foie de morue.
Tisane de feuilles de noyer.
Iodure de potassium.
Préparations de fer.
Habiter dans un endroit sec et bien aéré.
Bonne nourriture.
Frictions sur les glandes engorgées avec :

Iodure de potassium. . 4 *gr.*
Graisse.......... 30

Onguent napolitain.
Bains salés. (*Tr. Th.*, p. 867).

Suette miliaire.

(*Contagieuse.*)

Emissions de sang.
Bains tièdes émollients.
Boissons d'orge et de chiendent.
Petit-lait.
Cataplasmes émollients de fécule. (*B. F.*, p. 535.)

Surdité, douleurs d'oreilles.

Huile d'olive camphrée et laudanisée.
Injections avec eau de guimauve tiède dans laquelle on mettra par demi-verre une cuillerée à café d'acétate d'ammoniaque.
Coton cardé à l'orifice de l'oreille.
Usage fréquent des pilules des Barbades.
Ether (*Voy.* ce médicament.).

Torticolis.

(*Douleur inflammatoire ou rhumatismale des muscles du cou.*)

Frictions avec alcool camphré.
Tenir le cou enveloppé de flanelle.
Liniment avec :

Huile camphrée..... 125 *gr.*
Laudanum........ 4
Ammoniaque....... 4

Tumeurs au sein.

Diète.
Tisane d'orge et de chiendent.
Petit lait avec : 0,25 centigrammes sel de nitre, par tasse.
Tous les matins, pendant 4 ou 5 jours de suite, 8 grammes sulfate de magnésie dans un verre d'eau.
Pommade camphrée.
Cataplasmes émollients. (*B. F.*, p. 337).

Ulcères.

(*Voy.* **Plaies de mauvaise nature.**)

Urticaire.

(*Démangeaisons à la peau, qui présentent l'aspect de piqûres d'orties.*)

Affection produite par des aliments indigestes ou irritants, moules, etc., etc.

Diète.
Vomitifs si les accidents sont graves.
Tisane de camomille, dans chaque tasse de laquelle on versera huit à dix gouttes d'acétate d'ammoniaque.
Bains de son.

Varices.

Tenir solidement enroulée autour des jambes une large bande de toile enduite de pommade camphrée.

Emplâtre de Canet.

Variole.

(*Contagieuse.*)

Émissions sanguines.
Boissons rafraîchissantes.
Lavements émollients.
Purgations douces.
Sirop et poudre d'Ipécacuanha.
Diète sévère.
Onctions douces avec crème, cérat, huile d'olives.

Lorsque la maladie est parvenue à la période de suppuration, on perce les pustules avec la pointe d'une aiguille pour donner issue au pus, que l'on absorbe avec une éponge fine trempée dans du lait tiède.

(NYSTEN, p. 1492.)

Vers intestinaux.

(*Ascarides vermiculaires, lombrics.*)

Application d'alcool camphré sur le ventre.
Semen *contrà*.
Calomel.
Huile de ricin.
Manger quelques grains de camphre.
Pilules d'aloès des Barbades.
Tisane de mousse de Corse. (*B. F.*, p. 539).

Ver solitaire.

(*Tœnia.*)

Kousso en poudre ; à prendre délayé dans un verre d'eau le matin à jeun.

Dose ordinaire, 15 *grammes.*
Dose forte, 20 *grammes.*

Pour les personnes délicates dont l'estomac ne supporterait pas l'ingestion de la poudre, on peut retirer la partie active du kousso, et la faire prendre sous forme de quatre pilules de moyenne grosseur.

Vomissements.

Faciliter les vomissements avec de l'eau tiède, s'ils proviennent d'une indigestion ou d'un embarras quelconque de l'estomac.
Garder la diète.
Tisane de tilleul et de feuilles d'oranger.
Thé léger.
Ether.
Jus de citron.
Eau de seltz. (*Tr. Th.*, p. 871).

Yeux (Maladies des).

(*Voy.* **Ophthalmies**.)

EAUX MINÉRALES NATURELLES.

Les Eaux minérales naturelles doivent être préférées aux Eaux minérales artificielles, dans la généralité des cas. Parmi les rares exceptions, il faut citer l'eau de Vichy que l'on prépare en faisant dissoudre à froid une forte cuillerée à café de bicarbonate de soude (*sel de Vichy*) dans un litre d'eau aussi pure que possible.

NOMS.	COMPOSITION.	PAYS.	SAISONS.
AIX	Sulfureuses.	Savoie.	15 mai au 15 septembre.
ALET.	Salines-laxatives.	Aude.	Non fréquentées.
BADE-BADEN	Salines.	Grand duché de Bade.	1er juin au 15 septembre.
BAGNÈRES-DE-BIGORRE.	Salines.	Hautes-Pyrénées.	1er juin au 15 octobre.
BALARUC.	Salines.	Hérault	1er mai au 1er octobre.
BARÈGES.	Sulfureuses.	Hautes-Pyrénées.	1er juin au 15 septembre.
BONNES	Sulfureuses.	Basses-Pyrénées.	1er juin au 15 septembre.
BOURBONNE-LES-BAINS.	Salines.	Haute-Marne.	1er juin au 1er octobre.
BUSSANG.	Ferrugineuses.	Vosges.	Non fréquentées.
CARLSBAD.	Alcalines.	Bohême	15 juin au 15 octobre.
CAUTERETS	Sulfureuses.	Hautes-Pyrénées.	1er juin au 1er octobre.
CHALLES.	Iodurées.	Piémont	Non fréquentées.
CONDILLAC.	Acidules-gazeuses.	Drôme.	Non fréquentées.
CONTREXEVILLE.	Ferrugineuses.	Vosges.	Non fréquentées.
CRANSAC.	Ferro-manganésiennes.	Aveyron	1er juin au 1er octobre.
CUSSET	Alcalines.	Allier	Non fréquentées.
EMS.	Alcalines.	Duché de Nassau	1er juin au 15 septembre.
ENGHIEN.	Sulfureuses.	Seine-et-Oise	1er mai au 1er octobre.
EVIAN.	Alcalines.	Savoie.	Non fréquentées.
FORGES.	Ferrugineuses.	Seine-Inférieure.	Non fréquentées.
FRIEDRICHSHALL.	Salines-purgatives.	Saxe.	Non fréquentées.
HOMBOURG.	Iodurées.	Prusse.	Non fréquentées.
LABASSÈRE.	Sulfureuses.	Hautes-Pyrénées.	Non fréquentées.
LUCHON (BAGNÈRES-DE-).	Sulfureuses.	Haute-Garonne	Fin mai au 8 octobre.
MONT-DORE.	Alcalines.	Puy-de-Dôme.	15 juin au 15 septembre.
NÉRIS.	Alcalines.	Allier	20 mai au 15 octobre.
ORREZA	Ferrugineuses.	Corse.	Non fréquentées.
PASSY	Ferrugineuses.	Seine.	Non fréquentées.
PIERREFONDS	Sulfureuses.	Oise.	Non fréquentées.
PLOMBIÈRES.	Alcalines.	Vosges.	15 mai au 15 octobre.
POUGUES.	Alcalines.	Nièvre.	15 mai au 1er octobre.
PULLNA	Purgatives.	Bohême	Non fréquentées.
SAINT-ALBAN.	Alcalines.	Loire.	1er mai au 1er septembre.
SAINT-GALMIER.	Alcalines.	Loire.	Non fréquentées.
SEDLITZ	Purgatives.	Bohême	Non fréquentées.
SELTZ	Gazeuses.	Duché de Nassau	Non fréquentées.
SOULTZMATT.	Alcalines.	Haut-Rhin.	Non fréquentées.
SPA.	Gazeuses et ferrugineuses.	Belgique.	1er juin au 15 octobre.
VALS.	Alcalines.	Ardèche.	Non fréquentées.
VICHY	Alcalines.	Allier	1er juin au 15 septembre.
WIESBADEN.	Salines.	Duché de Nassau	1er juin au 1er octobre.

POIDS ET MESURES.

Poids nouveaux.

Kilo	=	1,000.	grammes.
Hecto	=	100.	d°
Déca	=	10.	d°
		1.	gramme.
		0,1. . . .	décigramme.
		0,05. . .	centigrammes.
		0,005. . .	milligrammes.

RAPPORT DES POIDS ANCIENS AUX POIDS NOUVEAUX.

Signes anciens.					
»	2 livres. . . . . =	1 kilo ou 1,000	gr.	»	centigr.
℔	1 livre. . . . . = ...	500	»	»	
℥	1 once . . . . = ...	31	»	25	
ʒ	1 gros ou drachme. = ...	4	»	»	
℈	1 scrupule. . . . . . = ...	1	»	»	
Gr.	1 grain. . . . . = ...	0	»	05	

A défaut de poids proprement dits, on peut se servir de pièces de monnaie, en se rappelant que :

1 centime.			pèse	1	gramme.
5 centimes.			d°	5	d°
10 centimes.			d°	10	d°
Une pièce de	» fr. 50 cent.	en argent	d°	2,5	d°
—	1 »	d°	d°	5	d°
—	2 »	d°	d°	10	d°
—	» »	d°	d°	26	d°
—	5 »	or	d°	1,5	d°
—	10 »	d°	d°	3	d°
—	20 »	d°	d°	6	d°
—	50 »	d°	d°	25	d°

Mesures nouvelles.

Litre. . . .	=	100 centilitres	=	1 kil.	d'eau pure.
Décilitre. .	=	10 d°	=	100 gr.	d°
Centilitre .	=	0 d°	=	10 gr.	d°

RAPPORT DES MESURES ANCIENNES AUX MESURES NOUVELLES.

Pinte.	équivaut à. . . .	1	litre.
Chopine.	d°	1/2	»
Demi-setier. . . .	d°	1/4	»
Poisson.	d°	1/8	»
Bouteille de Paris.	d°	2/3	»

Évaluation de quantités diverses

D'APRÈS LE *Codex*.

20 gouttes des substances suivantes pèsent :

Ether sulfurique rectifié	0,35 centigr.
Alcool à 33°	0,45
Huiles d'amandes douces.	0,55
Essence de menthe.	0,65
Eau distillée	0,70
Laudanum de Sydenham.	0,75

Une cuillerée à café contient 5 gr. d'eau et 7 gr. de sirop.
— à bouche — 20 gr. — et 28 d°
4 cuillerées à café font 1 cuillerée à bouche.
Une bouteille ordinaire contient 32 cuillerées à bouche.

Dosage des médicaments.

La dose des médicaments à administrer aux malades varie suivant l'âge, le sexe, les habitudes, la période de la maladie et le tempérament.

La dose pour un homme dans la force de l'âge étant prise pour 1, on donnera :

Pour une femme.	2/3
Pour l'âge de 15 ans	1/2
Pour un enfant de 4 ans	1/4
— 2 ans.	1/8
— 1 an.	1/16

RECETTES DIVERSES

CLASSÉES PAR ORDRE ALPHABÉTIQUE.

Bandoline.

Mucilage de gomme adragante.
— de semences de coings.
— de graine de psyllium.
— de carragahen.
dans lesquels on met une certaine quantité d'eau de Cologne pour les conserver.

Bière de ménage mousseuse ou Boisson économique sans amertume.

Houblon d'Alsace.	500	grammes.
Coriandre..	100	—
Sureau (fleurs).	50	—
Sucre ou cassonade.	7 k. 500	—
Vinaigre..	1	litre.
Eau.	100	—

Quand on veut avoir une couleur de vin, on ajoute: roses trémières belles, 125 grammes.

Concassez la coriandre, mettez-la avec le houblon, le sureau et le sucre dans l'eau vinaigrée; après trois ou quatre jours de contact à froid, passez sur un linge et mettez en bouteilles qui seront conservées à la cave. Au bout de quelques jours le liquide moussera.

Cirage pour chaussures.

Noir d'ivoire en poudre fine, 1re qualité.	750	grammes.
Bleu de Prusse n° 1, en poudre fine . .	30	—
Huile d'olives ordinaire.	500	—
Esprit de sel	250	—
Mélasse.	1 kilo.	

Mêlez et ajoutez : 125 grammes gomme arabique en poudre, dissoute dans suffisante quantité d'eau, pour obtenir une pâte très molle qui prend au bout de peu de temps une consistance ferme.

Cirage pour harnais.

Cire jaune	90	grammes.
Bleu de Prusse nº 1, en poudre fine	10	—
Indigo flore	5	—
Noir animal nº 1.	50	—
Essence de térébenthine	900	—

Cirage pour revers de bottes des gens à livrées.

Lait aigri.	1	litre.
Crème de tartre en poudre fine.	50	grammes.
Acide de sucre	25	—
Alun	25	—

Mêlez.

Cold-Cream.

Huile d'amandes douces bien fraîche et pure.	150	grammes.
Eau de roses	125	—
Blanc de baleine (en hiver, 10 grammes) . .	15	—
Cire vierge (en hiver, 10 grammes)	15	—
Glycérine très pure, sans mauvaise odeur. .	30	—

Faites fondre au bain-marie la cire vierge et le blanc de baleine dans l'huile d'amandes douces ; ajoutez la glycérine et l'eau de roses, agitez constamment jusqu'à ce que le tout soit refroidi et parfaitement mêlé.

Eau de cuivre.

Acide oxalique (acide de sucre)	50	grammes.
Terre pourrie ou tripoli..	100	—
Eau chaude.	1	litre.

On fait dissoudre l'acide dans l'eau chaude et l'on y ajoute la poudre. On agite chaque fois qu'on s'en sert.

Encre noire pour écrire, supérieure à toutes celles de commerce.

Noix de galle concassées	500 grammes.
Sulfate de fer du commerce	250 —
Gomme arabique	250 —
Eau bouillante	8 litres.

Jettez l'eau bouillante sur les noix de galle concassées. Après vingt-quatre heures, passez sur une toile et dans une terrine évasée; ajoutez le sulfate de fer et la gomme préalablement concassée; remuez de temps en temps avec un morceau de bois, et au bout de quarante-huit heures, au plus tôt, renfermez dans une bouteille.

Pour préserver l'encre de la moisissure, on verse dans la bouteille 2 grammes essence de lavande fine et l'on agite chaque fois qu'on fait sa provision.

Liqueurs de table préparées extemporanément.

On peut préparer d'excellentes liqueurs de table en employant le principe aromatique (essence) des substances que l'on désire goûter.

Il suffit de verser quelques gouttes de ces essences dans de l'esprit de vin à 33°, fin de goût, et d'ajouter une certaine quantité de sirop simple, suivant la liqueur que l'on veut obtenir, et dans les proportions qui vont être indiquées.

Le sirop simple se fait en dissolvant à chaud 1 kilo 600 grammes de sucre dans 1 litre d'eau. Ce sirop se conserve bien, tenu au frais; on peut donc en avoir quelques litres en réserve.

Il est très important de bien se convaincre qu'il est impossible d'obtenir une bonne liqueur, si l'on n'a pas employé de l'esprit de vin très fin de goût et des essences d'une fraîcheur irréprochable et d'une qualité exempte de tout mélange.

Sauf quelques exceptions, les liqueurs se font toujours dans les proportions de une partie d'esprit contre deux de sirop.

Avant d'opérer le mélange, il faut verser les essences dans l'esprit de vin.

Pour une somme qui varie de 6 à 10 fr., on peut avoir l'assortiment complet des essences nécessaires à la confection de toutes les liqueurs de table.

Essence d'absinthe.
— d'amandes amères.
— d'angélique.
— d'anis.
— de cannelle.
— de citron.
— de coriandre.
— de curaçao de Hollande.

Essence de fenouil.
— de girofles.
— de macis ou de muscades.
— de menthe poivrée.
— de néroly ou fl. d'oranger.
— de Portugal ou orange.
— de roses.

Teinture de vanille à 1/4.

NOM DES LIQUEURS.	COMPOSITION (pour 1 litre).	
ANISETTE DE BORDEAUX.	Essence d'anis.	25 gouttes.
	— de cannelle.	2 —
	— de néroly.	2 —
ABSINTHE SUISSE.	On ne met pas de sirop.	
	Esprit de vin.	2/3 de litre.
	Eau	1/3 —
	Essence d'absinthe	50 gouttes.
	— d'anis.	5 —
	— de fenouil	10 —
CHARTREUSE.	Sirop	1/2 litre.
	Esprit de vin	1/2 —
	Essence d'absinthe	10 gouttes.
	— d'angélique.	20 —
	— d'anis.	10 —
	— de curaçao	10 —
	— de girofles	5 —
	— de macis..	5 —
	— de coriandre	5 —
	— de néroly.	5 —
CHRÈME DE FLEURS D'ORANGER	Essence de néroly.	5 gouttes.
CHRÈME DE MENTHE.	Essence de menthe	10 gouttes
— DE NOYAU.	Essence d'amandes amères .	9 gouttes.
— DE ROSES.	Essence de roses	4 gouttes.
— DE VANILLE.	Teinture de vanille	4 gram.
CURAÇAO DE HOLLANDE.	On met 15 grammes de bois de Fernambouc ou de Brésil à macérer pendant douze heures avec 1/2 litre esprit de vin. On tire à clair.	
	Essence de curaçao de Hollande.	50 gouttes.
	— de girofle.	3 —
	— de cannelle.	2 —
	Sirop	1/2 litre.

NOM DES LIQUEURS.	COMPOSITION (pour 1 litre).
EAU-DE-VIE VIELLE DE DANTZIQ.	On met une forte pincée de thé noir à macérer pendant douze heures avec 2/3 de litre d'esprit de vin. On tire à clair. Essence de citron. . . . . . 10 gouttes. — de macis . . . . . . 2 — — de cannelle. . . . . 2 — Sirop . . . . 2 cuillerées à bouche. Eau. . . . . 1/3 de litre. Une feuille d'or coupée en très petites paillettes.
KIRSCH.	Esprit de vin. . . . . 2/3 de litre. Essence d'amandes amères . 12 gouttes. — de cannelle. . . . . 3 — Curaçao de Hollande.. . . . 6 — Sirop . . . . 2 cuillerées à bouche. Eau. . . . . 1/3 de litre.
MARASQUIN.	Essence d'amandes amères . 8 gouttes. — de roses . . . . . . 2 — — de cannelle. . . . . 2 — — de néroly. . . . . . 2 —
VESPÉTRO.	Essence de coriandre. . . . 8 gouttes. — d'angélique. . . . . 4 — — de fenouil. . . . . . 2 — — d'anis. . . . . 2 —

Manière d'ouvrir un flacon bouché en verre.

Le premier soin à prendre est de chauffer le goulot du flacon dans la flamme d'une lampe à esprit de vin, en imprimant au vase un mouvement rotatoire aussi rapide que possible. Au bout de quelques secondes seulement, il faut essayer de retirer le bouchon.

Si la première tentative ne réussit pas, on ne doit pas la renouveler plus d'une fois ou deux, sous peine de faire éclater le verre.

Si le flacon contient une substance inflammable, comme l'éther, l'alcool, on doit chauffer le goulot au moyen d'une forte ficelle qui agit par frottement et à laquelle deux personnes impriment un mouvement rapide de va et vient.

La chaleur ne réussit pas toujours, comme cela arrive pour les flacons à sels anglais. Dans ce cas, on plonge entièrement dans l'eau tiède le flacon à déboucher, de manière à opérer la dissolution du sel ou de la substance qui fait adhérer le bouchon à la partie interne du goulot de la bouteille. On doit tenir le flacon debout. Cette opération demande plusieurs heures, quelquefois plusieurs jours, mais elle manque rarement de donner un résultat satisfaisant.

Moyen pour enlever les taches d'encre et les taches de rouille.

Faites dissoudre du sel d'oseille dans de l'eau chaude, ce qui est toujours préférable à l'emploi de la poudre mise directement sur la tache.

Quand la rouille résiste, on active l'action du sel en frottant la tache sur une cuillère ou une lame d'étain.

Moyen pour enlever les taches de nitrate d'argent sur le linge et sur les mains.

On humecte la tache avec de l'eau chaude ; on la frotte d'abord avec de l'iodure de potassium, et après avoir lavé le tout à grande eau, on recommence la même opération avec de l'hyposulfite de s oude.

Moyen pour raccommoder la porcelaine, le verre, etc.

Pour la porcelaine, employez un mastic bien broyé et de consistance molle, préparé avec huile de lin et céruse ou blanc d'argent.

On peut encore employer la chaux vive réduite en poudre fine et broyée en consistance de pâte molle avec du blanc d'œuf.

On laisse les pièces raccommodées, à l'air libre, pendant plusieurs semaines afin de donner au mastic le temps d'acquérir toute la solidité qu'il est susceptible de prendre.

Pour le verre, on emploie une dissolution concentrée de gomme arabique.

On dit des merveilles de l'effet que produit le frottement d'une gousse d'ail sur les parties à rapprocher; il faut avoir soin de faire cette opération un instant avant d'appliquer le mastic.

Moyen pour éteindre le feu instantanément dans un espace où l'on peut empêcher l'accès de l'air.

(*Appartements, cheminées, caves*, etc.)

Le soufre est un corps qui brûle très facilement et cependant c'est de lui dont nous allons nous servir pour éteindre le feu, car il porte le remède à côté du mal.

De plus, ce produit à l'avantage d'être très répandu dans l'industrie et dans l'agriculture, ce qui est une grande sécurité, puisque le secours dont on peut avoir besoin se trouve sous la main de tout le monde.

Lorsque le soufre brûle, il laisse dégager un gaz piquant que l'on produit en brûlant des allumettes, c'est l'acide sulfureux. Ce gaz possède la propriété de s'opposer d'une manière absolue à la combustion des corps; une lumière plongée dans un vase rempli de gaz sulfureux, s'éteint à l'instant même.

Le gaz sulfureux agit surtout en décomposant l'air dont il absorbe l'oxygène, et le gaz azote qui reste éteint les corps en ignition.

Si l'on jette du soufre (fleur de soufre) dans une cheminée dont la suie est enflammée, on détermine sa combustion et la grande quantité de gaz sulfureux subitement développée éteint le feu très rapidement pourvu que l'on empêche l'accès de l'air en fermant l'ouverture de la cheminée au moyen d'un drap mouillé.

(*Traité de chimie*, Pelouze et Frémy, t. I, p. 381).

Dans un incendie de cave, où l'on a souvent affaire aux alcools, aux huiles, il suffit de jeter quelques poignées de fleurs de soufre au milieu des flammes pour voir s'éteindre le feu comme par enchantement.

Le même moyen peut réussir dans un appartement fermé ou qu'on fermerait de suite, car il faut qu'on le sache bien, le feu ne peut vivre que par l'air, il s'éteint si l'on parvient à le priver de son aliment indispensable.

Le soufre peut continuer à brûler, mais comme sa combustion est lente, on a tout le temps de répandre de l'eau dessus.

Le gaz sulfureux est moitié plus lourd que l'air; aussitôt qu'il se produit, il descend vers le sol qu'il couvre de couches épaisses.

D'après ce qui vient d'être dit, il est inutile d'ajouter qu'un incendie en plein air ne saurait être éteint par ce moyen.

Vernis blanc ordinaire.

Sandaraque en larmes . . . . 50 grammes.
Alcool à 90° . . . . 100 —
Térébenthine de Venise. . . . . 10 —

Faites dissoudre à une douce chaleur.

Vernis pour tableaux.

Mastic (vrai) en larmes . . . . 50 grammes.
Essence de citron distillée, ou alcool à 90°. 100 —
Térébenthine de Venise . . . . 10 —

Vernis ou encaustique pour cirer les meubles.

Cire jaune . . . . 125 grammes.
Essence de térébenthine rectifiée. . . . . . 250 —

On colore en jaune avec du curcuma, et en rouge avec de l'orcanette.

Vernis ou siccatif pour la mise en couleur des parquets d'appartements.

Huile de lin chauffée doucement pendant douze heures . . . . 200 grammes.
Gomme copale tendre. . . . . 150 —
Galipot . . . . 300 —
Sandaraque en larmes . . . . 300 —
Gomme laque blonde. . . . . 600 —

On fait fondre à chaud et on ajoute deux tiers alcool à 90°. On colore en rouge avec du colcothar (Per oxyde de fer).

(Nota). Ce vernis peut servir avec avantage pour préserver les boiseries des vers, et les ferrures ou les grillages de la rouille; dans ce cas, on ajoute à la recette 300 grammes de résine élémi.

Vernis noir pour voitures et harnais.

Huile de lin.	3 k. 500	grammes.
Asphalte ou bitume de Judée	100	—
Noir d'ivoire n° 1, en poudre très fine. . .	250	—
Gomme laque brune	500	—
Résine élémi	100	—
Essence de térébenthine	3	litres.

Faites fondre avec précaution à une douce chaleur.

TABLE DES MATIÈRES.

Paris — Imp. Félix Malteste et Cie.

www.ingramcontent.com/pod-product-compliance
Lightning Source LLC
LaVergne TN
LVHW020044170826
845678LV00001B/422

* 9 7 8 2 3 2 9 6 8 8 4 9 7 *